AF828026

Stefan Schmerbeck

Pilotprojekt „Telenotarzt Bayern"
Einstellungen und Arbeitszufriedenheit von rettungsdienstlichem Personal nach Einführung einer telemedizinischen Notarztkonsultation

Dissertationen der LMU München

Band 69

Pilotprojekt „Telenotarzt Bayern"
Einstellungen und Arbeitszufriedenheit von rettungsdienstlichem Personal nach Einführung einer telemedizinischen Notarztkonsultation

von
Stefan Schmerbeck

GEORG OLMS VERLAG

UB | Universitätsbibliothek
Ludwig-Maximilians-Universität München

Eine Publikation in Zusammenarbeit zwischen dem **Georg Olms Verlag** und der **Universitätsbibliothek der LMU München**.

Mit **Open Publishing LMU** unterstützt die Universitätsbibliothek der Ludwig-Maximilians-Universität München alle Wissenschaftlerinnen und Wissenschaftler der LMU dabei, ihre Forschungsergebnisse parallel gedruckt und digital zu veröffentlichen.

Erstveröffentlichung 2023
Zugleich Dissertation der LMU München 2023

Bibliografische Information der Deutschen Nationalbibliothek
Die Deutsche Nationalbibliothek verzeichnet diese Publikation in der Deutschen Nationalbibliografie; detaillierte bibliografische Daten sind im Internet abrufbar über http://dnb.d-nb.de

Open-Access-Version dieser Publikation verfügbar unter:
http://nbn-resolving.de/urn:nbn:de:bvb:19-324343
https://doi.org/10.5282/edoc.32434

ISBN 978-3-487-16656-8

Inhalt

Danksagung

Das Anfertigen einer Dissertation ist immer eine große und fordernde Aufgabe. Besonders intensiv wird diese Aufgabe wenn sie nebenberuflich abgearbeitet werden soll. Da ich mich aufgrund einer beruflichen Umorientierung im Zeitraum der möglichen Promotion für diese Alternative entschieden habe, galt es nun diese intensive Aufgabe zu lösen. Mit Disziplin und Ehrgeiz habe ich dies trotz allen Widerständen erfolgreich absolvieren können. Ohne entsprechende Unterstützung wäre dies natürlich nicht machbar gewesen.

Allerherzlichster Dank gilt Herrn PD. Dr. Stephan Prückner, der mir als Leiter des Institutes für Notfallmedizin und Medizinmanagement überhaupt erst die Möglichkeit aufgeboten hat, trotz der beschriebenen Umstände eine Promotion durchführen zu können.

Weiterhin gilt mein besonderer Dank meinem Doktorvater Prof. Dr. Florian Hoffmann für das entgegengebrachte Vertrauen für das Promotionsvorhaben.

Besonderer Dank gilt Frau Dr. Alexandra Zech. Sie hat mich als Betreuerin zielstrebig, konstruktiv und konsequent unterstützt.

Neben Frau Dr. Christina Nagler und Herrn Prof. Dr. Sascha Bechmann, die mich mit Inspirationen und Kritiken begleitet haben, gilt mein Dank allen Menschen in meinem Umfeld, welche mich beim Anfertigen dieser Arbeit bestärkt haben.

Abschließend gilt es an dieser Stellen meinen Eltern Heidi und Werner Schmerbeck zu danken. Sie waren es, die es mir überhaupt erst möglich gemacht haben, meinen früheren Lebensweg an der Universität zu beginnen und ein Studium zu absolvieren.

Mengkofen, Juli 2023 — Stefan Schmerbeck

Abkürzungsverzeichnis

Abek	Alarmierungsbekanntmachung
ELDIS	Electronic Dispatching and Information System
GDA	Gesundheitsdiensteanbieter
ILS	Integrierte Leitstelle
INM	Institut für Notfallmedizin und Medizinmanagement
KH	Krankenhaus
KTW	Krankentransportwagen
LNA	Leitender Notarzt
MR	mittlerer Rang
MWU	Mann-Whitney-U
NA	Notarzt/Notärzte
NAW	Notarztwagen
NEF	Notarzteinsatzfahrzeug
NotSan	Notfallsanitäter
NotSanG	Notfallsanitätergesetz
RD	Rettungsdienst
RDB	Rettungsdienstbereich
RettAss	Rettungsassistent
RTH	Rettungshubschrauber
RTW	Rettungswagen
SP	Stellplatz
TN	Teilnehmer
TNA	Telenotarzt
VGH	Verwaltungsgerichtshof

Aus Gründen der besseren Lesbarkeit wird im Folgenden auf die gleichzeitige Verwendung weiblicher, männlicher und diverser Sprachformen verzichtet und das generische Maskulinum verwendet. Sämtliche Personenbezeichnungen gelten gleichermaßen für alle Geschlechter.

1 Einleitung

Stetig steigende Einsatzzahlen im Rettungsdienst (1,2), vermehrt nicht besetzte Notarztstandorte (3–7) sowie ein zunehmender Ärztemangel (3,8) lassen zukünftig eine erhöhte Eintreffzeit nach der Alarmierung der verfügbaren Notärzte (NA) am Patienten vermuten. Die Etablierung von TNA-Systemen soll eine schnelle Verfügbarkeit eines TNA ermöglichen, um somit das arztfreie Intervall am Patienten zu verkürzen (9). Das TNA-System soll eine Ergänzung zu der bestehenden Rettungsdienststruktur darstellen (10).

Im Rettungsdienstbereich (RDB) Straubing wurde daher im Dezember 2017, gefördert vom Innovationsfonds des Gemeinsamen Bundesausschusses (11), ein Telenotarzt-System (TNA-System) vom Bayerischen Staatsministerium des Innern, für Sport und Integration sowie der Arbeitsgemeinschaft der Krankenkassen in Bayern als Pilotprojekt in Auftrag gegeben welches vom Institut für Notfallmedizin und Medizinmanagement wissenschaftlich evaluiert werden sollte.

Bereits in mehreren Studien wurde eine gesteigerte Akzeptanz von telemedizinischen Anwendungen in hausärztlichen (12) und klinischen (13) Settings erforscht. So konnte belegt werden, dass mit dem Einsatz von telemedizinischen Anwendungen im klinischen Bereich die Mitarbeiterzufriedenheit verbessert worden ist (14,15). Ebenso konnten positiv stimmende Ergebnisse der Mitarbeiterzufriedenheit in einem ähnlichen präklinischen Projekt (Land|Rettung LK Vorpommern-Greifswald) festgestellt werden (16). Evaluationsziele des Projektes in Greifswald war es, die „sichere und qualitätsverbessernde Nutzbarkeit dieses Konzeptes im ländlichen Raum“ (17) zu zeigen. Dabei stand im Vordergrund die Quote an Notarzteinsätzen auszuwerten und die medizinische Versorgungsqualität zu analysieren (17).

Nach den Studien von Mousavi et al. (2019) und Chao et. al (2015) ist die Arbeitszufriedenheit der stärkste Prädiktor für die Austrittsbereitschaft aus dem Arbeitsverhältnis (18,19). Ergo geht eine verminderte Arbeitszufriedenheit mit einer erhöhten Kündigungsbereitschaft einher (20).

Da ein Fachkräftemangel im Rettungsdienst (RD) sowohl bei ärztlichem als auch bei nichtärztlichem Personal (21–24) allgegenwärtig ist, muss auf die Zufriedenheit der Mitarbeiter besonderes Augenmerk gelegt werden. Deshalb wird in dieser Forschungsarbeit der Einfluss der täglichen Arbeit mit dem TNA-System auf die Arbeitsbelastung sowie Arbeitszufriedenheit der Mitarbeiter des RD untersucht.

1.1 Aktuelle Situation im RD

Neben den gestiegenen medizinischen Anforderungen steigen auch die Einsatzzahlen im Rettungsdienst stetig an und bringen eine rasante Entwicklung in der Präklinik mit sich. Den gesteigerten medizinischen Anforderungen wurde mit dem neu geschaffenen Beruf des Notfallsanitäters (NotSan) im Jahre 2014 Rechnung getragen. Der NotSan löst den Beruf des Rettungsassistenten (RettAss) ab. Die NotSan erlernen in ihrer Ausbildung „auch invasive Maßnahmen“ (25), die sie bei der Erstversorgung im Notfalleinsatz bis zum Eintreffen eines Notarztes durchführen, um einer Verschlechterung der Situation der Patienten vorzubeugen, wenn ein lebensgefährlicher Zustand vorliegt oder wesentliche Folgeschäden zu erwarten sind. Zu Beginn des Jahres 2021 haben der Bundestag und der Bundesrat einer Gesetzesänderung zugestimmt (Ergänzung des Notfallsanitätergesetz (NotSanG) um den Paragraphen 2a), welche NotSan „heilkundliche Maßnahmen, einschließlich heilkundlicher Maßnahmen invasiver Art“ (25) eigenverantwortlich „bis zum Eintreffen der Notärztin oder des Notarztes oder bis zum Beginn einer weiteren ärztlichen, auch teleärztlichen, Versorgung“ erlaubt. (25).

In dieser Gesetzesänderung wird die telenotärztliche Versorgung für die präklinische Rettungsmedizin erstmalig aufgeführt. Nicht unerwähnt sollte bleiben, dass die Betonung in dieser Gesetzesänderung auf der eigenverantwortlichen Durchführung von heilkundlichen Maßnahmen liegt. Dies hat auch der Bayerische Verwaltungsgerichtshof (VGH) im März 2021 bestätigt (26). Der VGH sprach sogar von Unterlassung, wenn NotSan entsprechende Maßnahmen nicht ergreifen.

Die aktuelle rechtliche Situation gilt es jedoch scharf von der Gesetzeslage in den Jahren 2018 und 2019, in denen die Abfragen durchgeführt wurden, abzugrenzen. Zu jenen Zeitpunkten war das regelhafte eigenständige Durchführen von heilkundlichen Maßnahmen in einer rechtlichen Grauzone und musste über den sog. „Rechtfertigenden

Notstand“ herangezogen werden (27). Hier bewegten sich die Mitarbeiter im RD lange in einer Grauzone (28). Das NotSanG regelte nur die Ausbildung, jedoch nicht die operative Durchführung in der Präklinik.

In der langjährigen Betrachtung sind die bundesweiten Einsatzzahlen im Bereich der Notfallrettung innerhalb von zwanzig Jahren (Betrachtungszeitraum 1997 bis 2017) um ca. 115 % gestiegen, was mehr als einer Verdopplung der Notfalleinsätze entspricht (2). Im letzten Jahrzehnt (Betrachtungszeitraum 2007 bis 2017) haben sich die Einsatzzahlen der Notfalleinsätze bundesweit um 63 % erhöht (29).

Im bayernweiten Durchschnitt hat sich innerhalb des gleichen Betrachtungszeitraumes 2007 bis 2017 eine Steigerung um 57 % feststellen lassen (30,31).

Die rettungsdienstliche Versorgung Deutschlands besteht überwiegend aus einem sog. ‚Rendezvous-System', d.h. bei lebensbedrohlichen Zuständen (32) werden ein Rettungswagen (RTW) und ein Notarzteinsatzfahrzeug (NEF) unabhängig voneinander durch den Leitstellendisponenten alarmiert. Die beiden Rettungsmittel treffen dann an der Einsatzstelle aufeinander und führen dann gemeinsam die Patientenversorgung durch. Die Bundesärztekammer hat hierzu im Jahre 2013 den „Indikationskatalog für den Notarzteinsatz“ im Deutschen Ärzteblatt veröffentlicht. Hier sind beispielsweise „Atemstillstand“, „schwere Verletzung“ oder „akuter Brustschmerz“ als Zustandsbeschreibungen und „schwerer Verkehrsunfall mit Hinweis auf Verletzte“ oder „Sturz aus Höhe (≥ 3 m)“ als ereignisbezogene Indikationen aufgeführt (33).

Die parallele Alarmierung von NEF und RTW ist im bundesdeutschen Durchschnitt in ca. 21,7 % aller RD-Einsätze der Fall (2). Umgerechnet auf Notfalleinsätze (Einsätze die mind. einen RTW benötigen) entspricht dies einem Anteil von 41,3 %. Dieser Prozentsatz deckt sich mit dem Anteil an Notfalleinsätzen in Bayern in denen ein NA vor Ort benötigt wird. Hier lag der Prozentsatz im Jahre 2019 bei 40 % (1).

„Demographischer Wandel, tiefgreifende strukturelle Veränderungen im Gesundheitswesen (Reduktion der Krankenhauszahl, Einführung von Abrechnungspauschalen, Rückgang der hausärztlich ambulanten Rund-um-die-Uhr-Versorgung) und ein verändertes Patientenverhalten“ (2,34) werden voraussichtlich auch weiterhin die Einsatzzahlen steigen lassen und die Anforderungen an die Ausführenden hochhalten.

1.2 Telemedizin

1.2.1 Definition Telemedizin

Durch die fortschreitende Entwicklung im Bereich der Kommunikationstechnik sind viele Forschungsprojekte im Feld der digitalen medizinischen Versorgung[1] in der Bearbeitung (siehe Kapitel 1.2.3). „In der aktuellen Literatur finden sich eine Vielzahl von Definitionen des Begriffes Telemedizin" (36). Entsprechend muss für den in dieser Arbeit behandelten Themenbereich eine Definition des Begriffs ‚Telemedizin' erfolgen.

Der Begriff Telemedizin setzt sich aus den Begriffen tele (gr. telos – fern) und Medizin (lat. mederi – heilen) zusammen (37). So ermöglicht Telemedizin unter Einsatz audiovisueller Kommunikationstechnologien medizinische Dienste wie beispielsweise Diagnostik, Konsultation und medizinische Notfalldienste, trotz räumlicher Trennung anzubieten (38). Darunter zu verstehen ist „die Bereitstellung oder Unterstützung von Leistungen des Gesundheitswesens mit Hilfe von Informations- und Kommunikationstechnologien [...], wobei Patientin bzw. Patient und Gesundheitsdiensteanbieter (GDA [...]) oder zwei GDA nicht am selben Ort anwesend sind. Voraussetzung dafür ist eine sichere Übertragung medizinischer Daten [...]" (39).

1.2.2 Aktuelle Situation Telemedizin allgemein

Bereits 2006 hat der Deutsche Bundestag beschlossen, dass in Zukunft Bemühungen zur Verkürzung des therapiefreien Intervalls vordringlich sein sollten (37). Weiter empfehlen die ‚American Heart Association' und die ‚American Stroke Association' die Einführung und Evaluation von telemedizinischen Systemen in der Präklinik (41,42). Dem Einsatz dieser Systeme werden von den Fachgesellschaften mit der Möglichkeit der Unterstützung eines Experten große Potenziale zugesprochen. Gries et al. haben 2003 festgestellt, dass die Anwesenheit eines NA zur Nutzung ihrer manuellen Fähigkeiten in der überwiegenden

1 das Bundesministerium für Gesundheit definiert dies als „eHealth" (35)

Anzahl der Einsätzen nicht von Nöten ist (6). „In einer wesentlich größeren Einsatzzahl sind medizinisches Wissen und die Verantwortung des Notarztes bzw. der Notärztin gefragt. Die daraus folgenden Tätigkeiten werden ohnehin schon regelhaft delegiert" (37). Prause et al. haben 2020 ähnliche Daten erhoben. Aus ihren Ergebnissen ergeben sich eindeutige Hinweise, „dass offensichtlich ein großer Bedarf an präklinischer medizinischer Versorgung besteht, die zwar zeitkritisch als Notfall angefordert wird, wo aber keine spezifisch notärztlichen Maßnahmen erforderlich sind" (43). Felzen et al. (2019) konkretisieren den Bedarf durch eine Befragung von NA. Die Befragung ergab, dass der NA aus eigener Sicht heraus in nur 11 % der rettungsdienstlichen Einsätze tatsächlich vor Ort erforderlich war (41).

Der Mehrwert von telemedizinischen Anwendungen wurde bereits wissenschaftlich durch diverse Studien belegt. Hier wurde vor allem der Kernbereich der Versorgung des akuten Schlaganfalls im innerklinischen Bereich erforscht. Es konnten deutliche Verbesserungen der Behandlungsqualität in Kliniken, die über keine eigene Stroke-Unit verfügen, festgestellt werden (45–47). Ebenso konnte der Mehrwert bei der Versorgung des akuten Koronarsyndroms wissenschaftlich belegt werden (48–50). Auch im Bereich der Traumaversorgung sowie auserwählten Schmerzzuständen liefern Studien Hinweise auf den klinischen Nutzen durch Nutzung von Telemedizin (51,52). Weitere Studien haben sich hauptsächlich auf die Machbarkeit und technische Durchführbarkeit der Systeme fokussiert (46,53,54).

Ein weiterer Bereich ist die telemedizinische Versorgung in Offshore-Windparks (55).

Die Forschungen bezogen sich überwiegend auf die Konsultation bei akuten Schlaganfällen sowie akuten Koronarsyndromen. Generell bestand jedoch das Bestreben, ein allumfassendes System, welches sich nicht nur auf zwei Notfallbilder beschränkt, zu entwickeln. Seit 2004 verfolgt daher der Bereich ‚Notfallmedizin' des Lehrstuhles für Anästhesiologie am Universitätsklinikum Aachen die Projektidee, ein telemedizinisches Gesamtkonzept zu entwickeln.

Zusätzlich ist das Projekt ‚PreSSUB' aus Brüssel zu erwähnen, welches (ähnlich dem Aachener Projekt) die Möglichkeit bietet, neben der direkten Kommunikation mit den Einsatzkräften ebenfalls Vitalparameter zu übertragen (56).

Auch über die Landesgrenzen hinaus sind weitere Studienprojekte zu finden, welche sich mit der Thematik ‚präklinische Telemedizin' beschäftigen. Pavlopoulos et al. haben bereits 1998 in einer Publikation über ein gemeinsames Projekt in Schweden, Griechenland, Italien und Zypern berichtet. Hier ging es um eine Machbarkeitsstudie zur technischen Durchführung (57). Eine Publikation über ein Netzwerk für kardiologische pädiatrische Unterstützung im Nord-Osten Brasiliens ist ebenfalls zu finden (58).

In der Diskussion um Telemedizin muss auch zu erwähnt werden, dass auf dem 121. Deutschen Ärztetag im Jahre 2018 durch die anwesenden Delegierten einer Änderung des sog. ‚Fernbehandlungsverbotes'[2] zugestimmt wurde (60,61). „Mit der Änderung der Berufsordnung reagieren die Ärzte auf den dramatischen Wandel durch die Digitalisierung, der längst auch die Medizin und die Gesundheitsversorgung erreicht hat" (62). Aufgrund dieser Änderung der Berufsordnung sind *ausschließlich* telemedizinische Anwendungen zur Behandlung „im Einzelfall erlaubt, wenn dies ärztlich vertretbar ist und die erforderliche ärztliche Sorgfalt insbesondere durch die Art und Weise der Befunderhebung, Beratung, Behandlung sowie Dokumentation gewahrt wird" (59).

Bis zur Änderung der Berufsordnung durften Ärzte ihre Patienten nur *unter*stützend mit Print- und Kommunikationsmedien behandeln. Es war „zu gewährleisten, dass eine Ärztin oder ein Arzt die Patientin oder den Patienten unmittelbar behandelt" (63).

Bis zum aktuellen Stand (September 2021) sind alle Berufsordnungen der Länder, ausgenommen Brandenburg, derart abgeändert worden, dass die sog. ‚Fernbehandlung' erlaubt ist (64,65).

Ebenfalls haben Änderungen des Sozialgesetzbuches V (66) die Anforderungen an die technischen Verfahren von sog. Videosprechstunden neu definiert (67,68). Somit ist es möglich, dass auch niedergelassene Ärzte Patienten telemetrisch behandeln. Die ursprüngliche zeitliche Begrenzung (befristet bis 30. Juni 2020) wurde aufgehoben. „Seit dem 01. April 2020 ist es Ärzten daher unbegrenzt möglich, Patienten per Videosprechstunde zu behandeln" (69). Unter „Wahrung der

2 verankert in der (Muster-)Berufsordnung für die in Deutschland tätigen Ärztinnen und Ärzte (59)

erforderlichen ärztlichen Sorgfalt“ (64) muss jedoch jeder Einzelfall unter Einbeziehung weiterer Faktoren, wie z.B. pandemiebedingten Empfehlungen, geprüft werden, ob die Anwendung von Telemedizin ärztlich vertretbar ist (64).

„Die Abrechnungszahlen der Videosprechstunde schießen in Zeiten des pandemiebedingten Social Distancing durch die Decke“ (69). Dies lässt darauf schließen, dass telemedizinische Anwendungen in der Bevölkerung keine Ablehnung findet. Im ersten Halbjahr 2020 war ein Rückgang der ambulanten Behandlungsfälle um bis zu 23 % zu verzeichnen. Hingegen sind die Fälle mit telefonischer Beratung oder Videosprechstunde deutlich angestiegen. So konnte in diesem Zeitraum eine Steigerung um ca. 1,2 Millionen Videosprechstunden (Vergleichszeitraum ist das Vorjahr) verzeichnet werden (70,71). „Die Digitalisierung ist kein Trend mehr, sondern Realität. Die Gesundheitstelematik ist ein wichtiger Fortschritt auf dem Weg ins digitale Zeitalter des Gesundheitswesens“ (72).

1.2.3 Aktuelle Situation Telemedizin im RD

Der im Vordergrund stehende Teil der bis dato vorherrschenden Publikationen beschäftigt sich mit innerklinischen Anwendungen. Auf Platz eins ist hier die ‚Teleradiologie‘ zu nennen. „Auf den Plätzen zwei bis vier folgen die Telepathologie, die Teledermatologie und die Telepsychiatrie“ (73).

Durch die Etablierung der innerklinischen Telemedizin findet diese auch den Weg in die Präklinik. Hier sind in der Vergangenheit aus den Medien Berichte zu entnehmen, dass in der ganzen Bundesrepublik entsprechende TNA-Projekte weiter getestet und etabliert werden sollen. Anbei eine Aufzählung der (Land-)Kreise bzw. Gebiete mit geplanten oder bereits in der Testphase befindlichen TNA-Projekten[3]:

Berlin (BE[4]), Borken (NW), Düren und Heinsberg (NW), Euskirchen (NW), Freiburg (BW), Goslar (NI), Greifswald (MV), Gütersloh (NW),

3 Stand: Mai 2021

4 Abkürzungen der Bundesländer: BW = Baden-Württemberg, BY = Bayern, BE = Berlin, BB = Brandenburg, HB = Bremen, HH = Hamburg, HE = Hessen, MV = Mecklenburg-Vorpommern, NI = Niedersachsen, NW = Nordrhein-Westfalen, RP = Rheinland-Pfalz, SL =

Halligen (SH), Havelland (BB), Höxter, Lippe und Paderborn (NW), Ludwigsburg (BW), Main-Kinzig-Kreis (HE), Münster (NW), Northeim (NI), Teltow-Fläming (BB), Thüringen und Waldeck-Frankenberg (HE), Weimar (TH) (74–91).

Allein die Anzahl der geplanten Projekte lässt auf eine sehr hohe Bedeutung der Innovation von (tele-)notärztlichen Strukturen im Bundesgebiet schließen.

Wie in Kapitel 1.2.2 bereits beschrieben, besteht auch bei diesen Projekten das Ziel, das arztfreie Behandlungsintervall an der Einsatzstelle zu verkürzen. Durch die parallele Alarmierung eines konventionellen NA und die telemetrische NA-Konsultation mit möglicher Delegation von ärztlichen Maßnahmen an die rettungsdienstliche Besatzung vor Ort kann ein schnellerer Beginn von therapeutischen Maßnahmen ermöglicht werden. Weiterhin können durch den TNA Transportbegleitungen übernommen werden. Ebenso kann der TNA als zusätzlicher Berater für ärztliches und nichtärztliches RD-Personal dienen (11).

1.3 Telenotarztprojekt Bayern

1.3.1 Allgemeines zum Projekt „Telenotarzt Bayern"

„Im Dezember 2017 wurde das vom Innovationsfonds und von den Bayerischen Krankenkassen geförderte Pilotprojekt „Telenotarzt Bayern" im RDB Straubing gestartet" (92).

Mit der Durchführung des Projektes wurde die Firma IQ medworks GmbH vom „Bayerischen Staatsministerium des Innern, für Sport und Integration sowie der Arbeitsgemeinschaft der Krankenkassen in Bayern" (11) beauftragt. „Als Pilotregion wurde hierfür der Rettungsdienstbereich Straubing ausgewählt" (11). „Das Projektgebiet umfasst die Landkreise Straubing-Bogen, Deggendorf und Regen im Bayerischen Wald." (92). Neben der „Installation eines stationären Arbeitsplatzes für den TNA in der Integrierten Leitstelle (ILS) Straubing des Bayerischen Roten Kreuzes wurden insgesamt 21 RTW von MEYTEC und weiteren Technologiepartnern technisch ausgestattet." (92). So wurden in die

Saarland, SN = Sachsen, ST = Sachsen-Anhalt, SH = Schleswig-Holstein, TH = Thüringen.

RTW der beteiligten Hilfsorganisationen (Bayerisches Rotes Kreuz und Malteser Rettungsdienst gGmbH) entsprechende speziell angepasste Kommunikationstechniken (Videokamera, Freisprecheinrichtung und Bediendisplay) verbaut (Abb. 1).

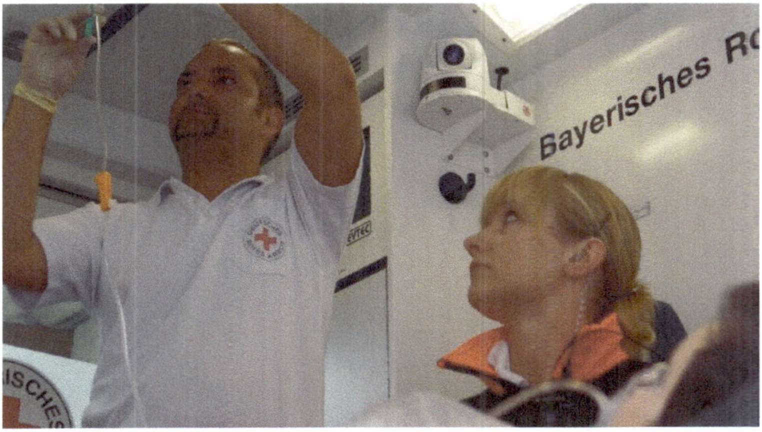

Abb. 1: TNA-Kamera im RTW (Quelle: IQ MEDWORKS)

Dadurch stand eine „bidirektionale Live-Video- und Audioverbindung zum Telenotarzt" (92) zur Verfügung. Zusätzlich wurden die Besatzungen der RTW mit mobiler Technik ausgestattet. Mit einer sog. ‚Bodycam' (Abb. 2) konnte die Kommunikation bzw. der Erstkontakt zwischen dem rettungsdienstlichen Personal und einem TNA, welcher sich in einem separaten Raum in der ILS Straubing befand, hergestellt werden. Somit war ein audiovisueller Austausch zwischen dem Personal vor Ort (sowohl RettAss und NotSan als auch NA) möglich. Außerdem wurden die Vitalfunktionen (z.B. EKG, SpO2, NIBP) des Patienten durch das neu entwickelte System der Firma IQ medworks von den Medizingeräten am Einsatzort an den Arbeitsplatz des TNA übermittelt. Der TNA konnte so alle erhobenen Vitalparameter unmittelbar einsehen und beurteilen. (93).

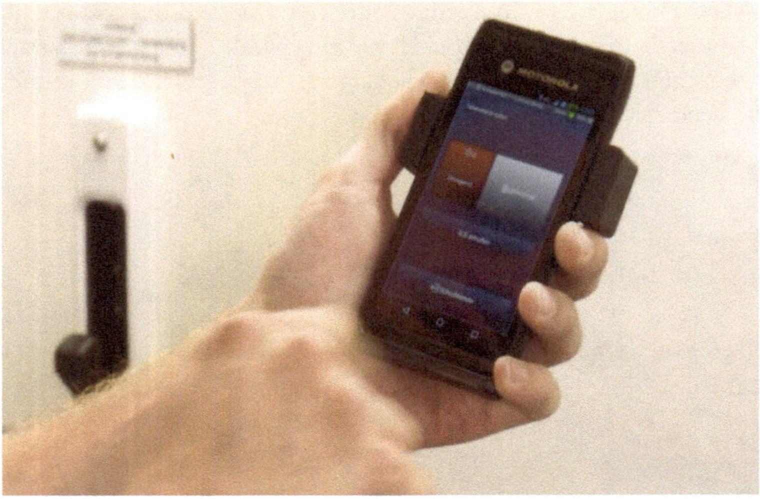

Abb. 2: Bodycam im TNA-System (Quelle: IQ MEDWORKS)

1.3.2 Alarmierung und Kommunikation TNA

Im „Pilotprojekt Bayern" stellte der TNA ein zusätzliches disponibles Rettungsmittel dar, welches bei Bedarf durch präklinische Einsatzkräfte angefordert werden konnte. Der TNA wurde in das bestehende Gesamtsystem des RD eingebunden (94). Die Anforderung des TNA konnte zu jeder Zeit des Einsatzes ausschließlich durch die Einsatzkräfte vor Ort erfolgen. Ein ‚versehentliches Aufschalten' des TNA war nicht möglich (95). Lediglich bei einer NA-Nachalarmierung durch das RD-Personal erfolgte gleichzeitig die verpflichtende Alarmierung des TNA durch die ILS. Die endgültige Entscheidung über die Konsultation des TNA verblieb auch in diesen Einsatzsituationen beim Personal vor Ort.

Eine primäre Alarmierung des TNA war nicht vorgesehen. Die durch den „Notarzt-Indikationskatalog" (96) festgelegten initialen Alarmierungsstichworte für RTW und/oder NEF wurden nicht verändert. Ein ‚TNA-Alarmierungs-Katalog' wurde nicht eingeführt.

Für den TNA gab es folgende Einsatzszenarien (95):

- RD1[5] mit isolierter Nachforderung des TNA (Fragen, Beratung, Delegation von und Begleitung bei Maßnahmen)
- RD1 mit NA-Nachforderung und obligate TNA-Co-Alarmierung zur Überbrückung des arztfreien Intervalls bei anfahrendem NA
- RD2[6] mit TNA-Konsil (Fragen, Beratung, Begleitung bei Maßnahmen)
- RD2 mit Übergabe Transportbegleitung an den TNA.

Der Mitarbeiter der ILS disponiert das Rettungsmittel „Telenotarzt“ in ELDIS[7] und alarmiert so den TNA. Hierzu wird eine kodierte Alarm-SMS mit den notwendigen Informationen versandt, mit der der Einsatz im Arbeitsplatzsystem des TNA angelegt und der TNA optisch und akustisch alarmiert wird. Wie bereits erwähnt erfolgt die Kontaktaufnahme zum TNA ausschließlich über die rettungsdienstliche Besatzung vor Ort mit der entsprechenden Technik. Die Kontaktaufnahme sollte über die Bodycam erfolgen, da hier mit Hilfe eines Prioritäts-Buttons die Dringlichkeit des Sprechwunsches übermittelt werden kann. Nimmt der TNA den Sprechwunsch an, so wird eine audiovisuelle Verbindung über die Bedienoberfläche des Systems aufgebaut. Neben der der Kommunikation mit dem präklinischen Personal können (wie in Kapitel 1.3.1 beschrieben) dann auch die Vitalparameter des Patienten in Echtzeit oder als Momentaufnahme übertragen werden. Nach erfolgtem Erstkontakt über die Bodycam kann auf das fest im RTW verbaute System gewechselt werden. Auch dieses System wiederum kann auch nur durch das präklinische Personal gestartet werden. Im RTW lässt sich das erstellte DIVI-Protokoll, welches vom TNA an den RTW gesendet wird, ausdrucken. Dies stellt dann aus Sicht des TNA den Abschluss des Einsatzes dar (11). In Abb. 3 ist die komplette Systemtopografie einer TNA-Alarmierung dargestellt.

5 RD1 = Initialalarmierung eines RTW solo gemäß Alarmierungsbekanntmachung (Abek) 2016 (97)
6 RD2 = Initialalarmierung eines RTW und NEF gemäß ABek 2016 (97)
7 ELDIS = eingesetzte Software zur Disponierung und Alarmierung von Einsatzmitteln in Bayern (Electronic Dispatching and Information System)

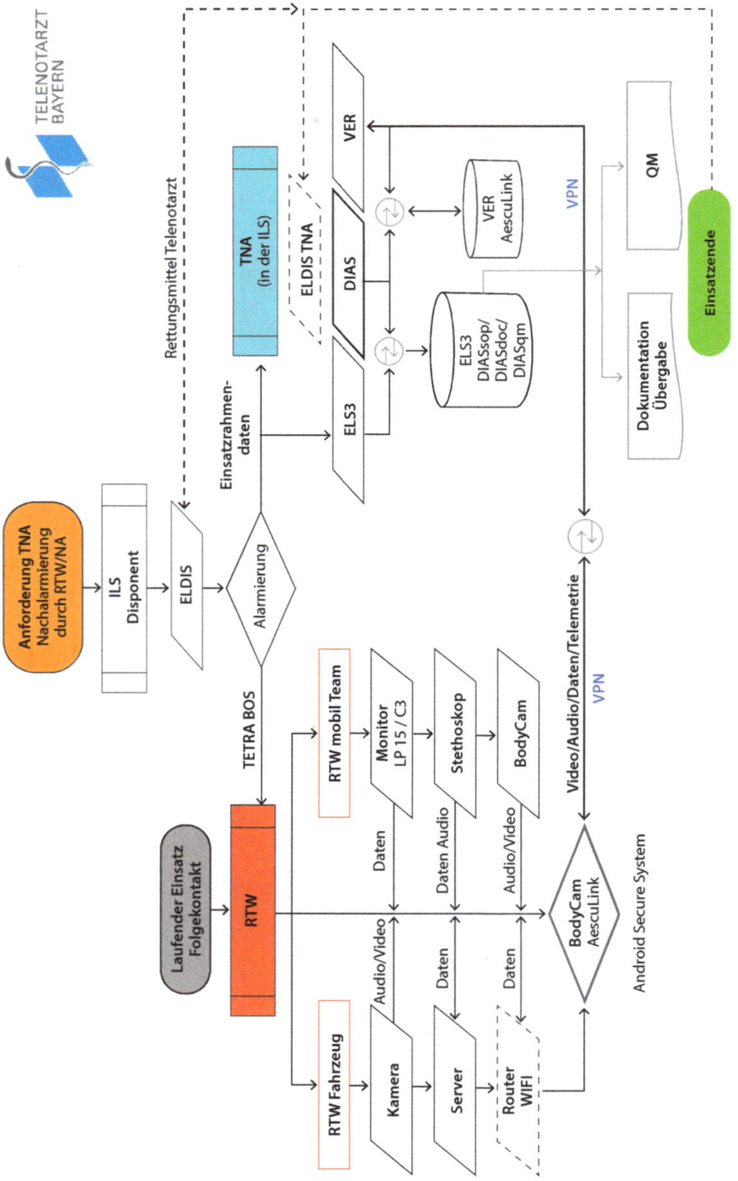

Abb. 3: Systemtopografie einer TNA-Alarmierung (Quelle: IQ MEDWORKS)

1.3.3 Anforderungen an den TNA

Die Anforderungen an die eingesetzten TNA sind äußerst anspruchsvoll. So verfügen sie über eine spezielle Qualifikation entsprechend der Strukturempfehlung der Deutschen Gesellschaft für Anästhesiologie und Intensivmedizin zur ‚Telemedizin in der prähospitalen Notfallmedizin' vom 09.11.2015 (z.B. Facharzt Anästhesie, aktiver NA mit mehr als 500 NA-Einsätzen, Qualifikation zum Leitenden Notarzt (LNA), freiwilliges Fortbildungszertifikat für NA in Bayern, hohe Sozial- und Kommunikationskompetenzen, spezielle Schulungen für den Einsatz als TNA) und arbeiten in Kliniken, die alle Tracerdiagnosen (schweres Schädel-Hirn-Trauma, Schlaganfall, Polytrauma, ST-Hebungsinfarkt, Sepsis und plötzlicher Kreislaufstillstand) vollumfänglich regelmäßig behandeln (95). Des Weiteren wurden die TNA im Rahmen eines dreitägigen Schulungskonzeptes auf ihre neue Tätigkeit vorbereitet (95).

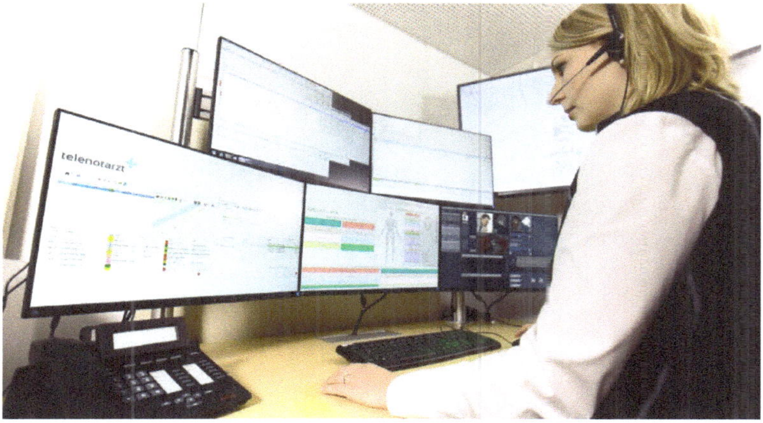

Abb. 4: Arbeitsplatz TNA Straubing (Quelle: IQ MEDWORKS)

Die TNA wurden von den Kliniken ‚Barmherzige Brüder Klinikum St. Elisabeth Straubing', ‚Donau-Isar Klinikum Deggendorf', ‚Krankenhaus Barmherzige Brüder Regensburg' sowie ‚Universitätsklinikum Regensburg' gestellt. „Der Arbeitsplatz des Telenotarztes ist in den Räumlichkeiten der ILS Straubing untergebracht (Abb. 4). Die Arbeitsplätze der Leitstellendisponenten und der Arbeitsplatz des TNA sind jedoch voneinander getrennt, womit dem Datenschutz vollumfänglich Rechnung getragen wird“ (97).

Neben den definierenden Erklärungen zur Telemedizin und der rechtlichen Situation um die selbige sowie den Ausführungen zum TNA-Projekt Bayern werden nun nachfolgend die theoretischen Hintergründe der Arbeitszufriedenheit, das Stressmodell nach Lazarus sowie die aktuelle Forschungslage im RD zur Arbeitszufriedenheit beleuchtet.

1.4 Theoretischer Hintergrund Arbeitsbelastung und Arbeitszufriedenheit

1.4.1 Arbeitsbelastung/Beanspruchung

In der Literatur finden sich unterschiedliche Definitionen – die teils auch synonym verwendet werden – für die Begriffe ‚Anforderung', ‚Belastung' und ‚Stress'. In dieser Arbeit wird der Fokus auf die Definition der ‚Belastung' bzw. ‚Beanspruchung' der Mitarbeiter gelegt.

In der Norm DIN ES ISO 6385:2016 wird die Arbeitsbelastung als die „Gesamtheit der äußeren Bedingungen und Anforderungen im Arbeitssystem, die auf den physiologischen und/oder psychologischen Zustand einer Person einwirken“ (99) beschrieben.

Es lassen sich physische und psychische Belastungen unterscheiden (100). Den physischen Belastungen werden die körperlichen Anstrengungen, die zur Erfüllung der Arbeit notwendig sind, zugeschrieben. Die DGUV[8] unterscheidet zwischen manuelle Lastenhandhabung (Tragen, Heben, etc.), erzwungene Körperhaltungen (Sitzen, Stehen, Hocken, etc.), erhöhte Kraftanstrengung und/oder Krafteinwirkung (Klopfen, Hämmern, Steigen, Klettern. Etc.) sowie ständig wiederholende (repetitive) Tätigkeiten mit hohen Handhabungsfrequenzen (101).

Dagegen umfasst nach der DIN EN ISO 10075 die psychische Belastung, „die Gesamtheit aller erfassbaren Einflüsse, die von außen auf den Menschen zukommen und psychisch auf ihn einwirken“ (102). Diese können ganz unterschiedlicher Natur sein und hängen sowohl vom

8 DGUV = Deutsche Gesetzliche Unfallversicherung

arbeitenden Menschen an sich, welche dieser als belastend empfindet, als auch von der Dauer und Ausmaß der Belastung, ab (100). Als Beispiele seien hier „inkonsistente Anforderungen, fehlende Transparenz […], mangelhafte Arbeitsmittel oder hohes Arbeitsaufkommen" (103) zu nennen.

Beanspruchungen sind als „individuelle Reaktion des Organismus auf eine Belastung" (104) zu verstehen und werden „zumindest von einem überwiegenden Teil der Beschäftigten subjektiv auch belastend erlebt" (105). So resultieren aufgabenbezogene psychische Belastungen aus Arbeitsbedingungen, die die Erreichung des Arbeitsergebnis behindern, „ohne dass die arbeitende Person diesen Bedingungen effizient begegnen könnte" (106). Dies betrifft nicht nur die Überforderung sondern auch die Unterforderung. Daraus können sowohl positive als auch negative Folgen für die Mitarbeiter resultieren (Abb. 5). Dauerhafte bzw. chronische Überbelastungen bzw. Überbeanspruchungen können im schlimmsten Fall bis zum Burnout führen. Dieser äußert sich in

- einer emotionalen und/oder psychischen Erschöpfung (Emotionale Erschöpfung)
- erhöhte mentale Distanz zur Arbeit, Gefühle von Negativismus oder Zynismus (Depersonalisierung) sowie
- verringerte Arbeitsproduktivität (107).

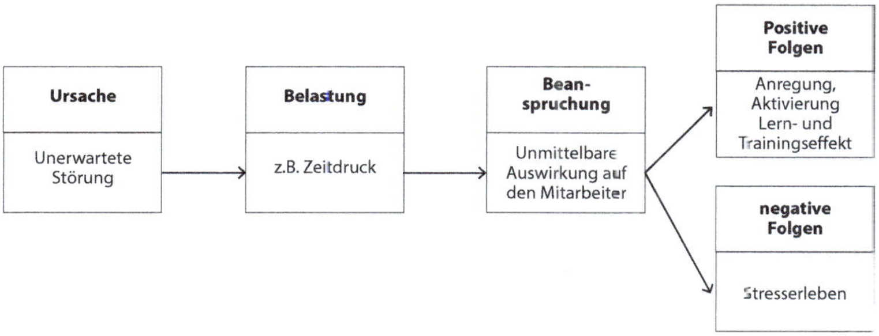

Abb. 5: Ursache-Belastung-Beanspruchung-Folgen (eigene Darstellung; nach Poppelreuter und Mierke (104))

1.4.2 Arbeitszufriedenheit

Bei der Recherche für eine Begriffsdefinition zur ‚Arbeitszufriedenheit' lassen sich eine schier unüberschaubare Anzahl an Publikationen und Modellen finden.

Six und Felfe postulieren 2004, dass „Arbeitszufriedenheit [...] wahrscheinlich das populärste Einstellungskonzept arbeits- und organisationspsychologischer Forschung" ist (108). Locke erwartete bereits im Jahr 1969, dass die Anzahl der Publikationen „on this subject" [...] may exceed 4000" (109). Neuberger (1974) sprach in den 1970er Jahren bereits von einem „babylonischen Begriffschaos" (110). Six und Kleinbeck titulierten 1989 von einer „unendlichen" Zahl an Forschungsarbeiten (111).

Hoppock gilt als Begründer der Forschung zum Themengebiet ‚Arbeitszufriedenheit' und veröffentlicht 1935 eine Studie, welche sich „ausschließlich mit der Untersuchung von Arbeitszufriedenheit beschäftigte" (111). Er liefert eine erste ‚Begriffsdefinition': So ist Arbeitszufriedenheit „eine Kombination psychologischer, physiologischer und situativer Bedingungen, die die Person zu der ehrlichen Äußerung veranlassen: ‚Ich bin mit meiner Arbeit zufrieden' "[9] (Übersetzung d. Verfass.).

Laut Locke (1969) ist „Arbeitszufriedenheit der emotionale Zustand, der aus der Bewertung des eigenen Arbeitsplatzes oder den Erfahrungen in der eigenen Arbeit resultiert"[10] (Übersetzung d. Verfass.).

Über die Jahre (vor allem seit den 50er Jahren) haben sich eine Vielzahl von Theorien herausgebildet und weiterentwickelt, die in verschiedene theoretische und methodische Kontexte eingebettet sind (16,111). Bisher hat sich jedoch keine dominierende oder allgemeingültige Theorie durchgesetzt (16). Dies mag vorrangig daran liegen, dass zahlreiche Kritiken auf theoretische, konzeptionelle und empirische Schwächen in den Theorien hinweisen (108).

9 "[...] is any combination of psychological, physiological, and environmental circumstances that causes a person truthfully to say, 'I am satisfied with my job.' " (112).

10 "Job Satisfaction is the pleasurable emotional state resulting from the appraisal of one's job as achieving or facilitating one's job values" (109).

Verschiedene bisher durchgeführte Studien belegen für Deutschland eine hohe Arbeitszufriedenheit unter den Arbeitnehmern. Eine im Jahr 2018 über das Karriereportal Xing durchgeführte Studie vom „Institute of Labor Economics" ergab, dass 74,6 % der Arbeitnehmer „eher zufrieden" oder „sehr zufrieden" mit ihrer aktuellen Arbeit seien (113). Hier liegt eine fünfstufige Skala (sehr unzufrieden, eher unzufrieden, unentschieden, eher zufrieden und sehr zufrieden) zu Grunde. Weiterhin postulieren Wittig et al. (114), dass 92,6 % der Beschäftigen mit ihrer Arbeit „zufrieden" bzw. „sehr zufrieden" sind. Hier liegt eine vierstufige Skala (nicht zufrieden, weniger zufrieden, zufrieden und sehr zufrieden) zu Grunde.

Vergleichend dazu belegt die Studie von Waever (1980) einen durchschnittlichen Prozentsatz von „etwas" und „sehr" zufriedenen Mitarbeitern von 87,9 % (115) in den Vereinigten Staaten in den 70er Jahren (vierstufige Skala: sehr unzufrieden, etwas unzufrieden, etwas zufrieden und sehr zufrieden).

Aufgrund der aufgeführten Ergebnisse dieser Studien lässt sich eine hohe Arbeitszufriedenheit der Arbeitnehmer annehmen.

1.4.2.1 Theorien der Arbeitszufriedenheit

Die Theorien der Arbeitsmotivation können in Inhaltstheorien und Prozesstheorien unterschieden werden. Inhaltstheorien erklären, was in einer Person ein Verhalten erzeugt oder aufrechterhält. „Diese Theorien arbeiten mit konkreten Annahmen über die Motive und Bedürfnisse des Einzelnen" (116). Dabei ist die Motivation nicht mit der Arbeitszufriedenheit gleichzusetzen. Es handelt sich vielmehr um ein allgemeinpsychologisches Phänomen (117).

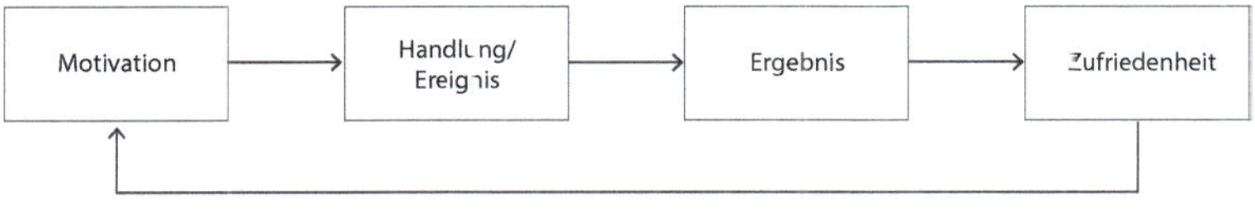

Abb. 6: hypothetischer Zusammenhang von Motivation und Zufriedenheit (eigene Darstellung; nach Fischer (118))

Inhaltstheorien beziehen sich also immer auf den konkreten Inhalt, die eine Person anstrebt (119). Im Gegensatz dazu beleuchten die Prozesstheorien der Motivation „wie ein bestimmtes Verhalten des Einzelnen generiert, gelenkt und erhalten bzw. unterbrochen werden kann" (116). Hier liegt der Fokus auf den psychischen Prozessen und Einflussfaktoren, „die einen Menschen zu einem bestimmten Verhalten veranlassen" (116). Es geht dabei um die subjektive Nutzenmaximierung der jeweiligen Person (120).

1.4.2.1.1 Zwei-Faktoren-Theorie nach Herzberg

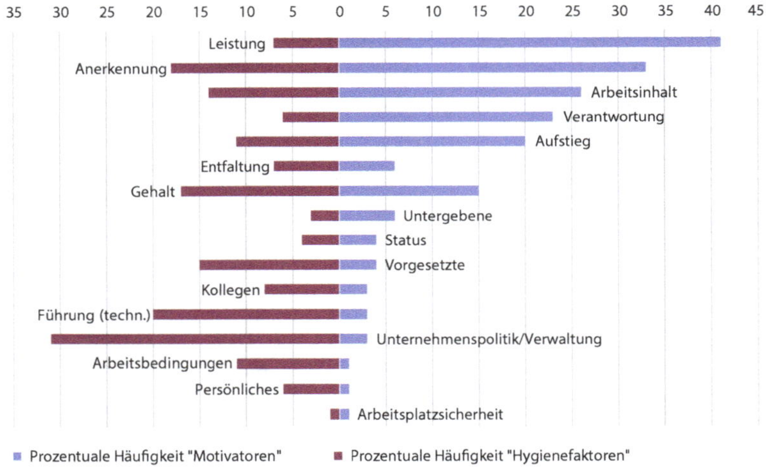

Abb. 7: Übersicht Hygienefaktoren und Motivatoren (eigene Darstellung; nach Herzberg (123))

Die sog. Pittsburgh-Studie von Herzberg (1959) lässt sich den Inhaltstheorien zuordnen und erläutert zwei unabhängig voneinander zu betrachtende Dimensionen der Arbeitszufriedenheit: ‚Hygienefaktoren' und ‚Motivatoren' (Abb. 7). Hier werden verschiedene Faktoren, die Einfluss auf die Zufriedenheit (die Motivatoren) sowie auf die Unzufriedenheit (die Hygienefaktoren) der Mitarbeiter haben, benannt. Im Vergleich zu eindimensionalen Theorien, bei denen die ‚Unzufriedenheit' direkt in die ‚Zufriedenheit' übergeht, ist dies bei der Zweifaktoren-Theorie nach Herzberg nicht der Fall: Das Fehlen von Motivatoren führt nicht zur Unzufriedenheit, sondern nur zur ‚Nicht-Zufriedenheit'. Ebenso verhält es sich mit dem Ausbleiben von Hygienefaktoren. Das Ausbleiben von Motivatoren bzw. Hygienefaktoren führt zu einem ‚Neutralzustand'. „Während die Motivatoren die Zufriedenheit fördern und zugleich leistungsförderlich sind, verbinden sich die Hygienefaktoren nach Herzberg schwerpunktmäßig nur mit einer Senkung der Unzufriedenheit" (121). Die Zuordnung der Motivatoren bzw. Hygienefaktoren ist nicht eindeutig möglich ist, jedoch weisen sie erkennbare Schwerpunkte auf (118).

Die wichtigsten Motivatoren sind die eigene wahrgenommene Leistung, Anerkennung, die Tätigkeit selbst, Verantwortung und die Entfaltungsmöglichkeiten (110). Die wichtigsten Hygienefaktoren sind die Gestaltung der äußeren Arbeitsbedingungen, soziale Beziehungen (Vorgesetzte, Kollegen, unterstellte Mitarbeiter), Unternehmenspolitik, Bezahlung sowie die Arbeitsplatzsicherheit (122).

1.4.2.1.2 Job-Characteristics-Modell nach Hackman und Oldham

Das Job-Characteristics-Modell von Hackmann und Oldham (124,125) ist ein oft zitiertes Modell der Inhaltstheorien. Häufig wird im Rahmen von Arbeitsstrukturierungsmaßnahmen darauf zurück gegriffen (117). In diesem Modell wird die intrinsische Motivation der Mitarbeiter, hohe Arbeitszufriedenheit, hochwertige Arbeitsleistung sowie niedrige Abwesenheit und Fluktuation unter anderem von der Ausführung der Arbeitsaufgabe und -tätigkeit abgeleitet. Das Motivationspotenzial der Aufgabe bildet dabei die Grundlage (117); jedoch stellen die Autoren die Struktur der Arbeitstätigkeit in den Mittelpunkt ihrer Betrachtungen (126).

Die Autoren postulieren dabei drei Hauptvariablen: Kerndimension der Arbeit, psychologische Zustände der Person und die Wirkung auf die Person. Die Kerndimensionen der Arbeit werden als Anforderungsvielfalt, ‚Identität' der Aufgabe, Bedeutsamkeit der Aufgabe, Autonomie und Feedback definiert (124). Die Kerneigenschaften der Arbeit führen dann zu drei psychologischen Zuständen: die erlebte Bedeutsamkeit der Arbeit/Aufgabe, erlebte Verantwortlichkeit für die Ergebnisse der Arbeit und das Wissen um die Qualität der eigenen Arbeit (117,118). Die psychischen Zuständen der Mitarbeiter beeinflussen das „personal and work outcome" (125). Diese persönlichen und arbeitsbezogenen Ergebnisse leiten sich von den psychologischen Zuständen der Person ab, welche dann die Folgen der Arbeit beeinflussen.

Als Kerneigenschaften der Arbeit beschreiben die Autoren folgende fünf Dimensionen (124,125):

- Anforderungsvielfalt: Das Maß der Vielfalt an verschiedenen Aktivitäten, die zur Erledigung der Arbeit auszuführen sind und die die Fähigkeiten und Talente der Mitarbeiter bedingen.
- Identität der Aufgabe: Das Maß, in dem eine Aufgabe von einem Mitarbeiter ‚vollständig' ausgeführt wird. Von Beginn der Tätigkeit an bis zur Fertigstellung mit einem sichtbaren Ergebnis.
- Erlebte Bedeutsamkeit der Arbeit: Das Maß, welches die Aufgabe als wesentlichen Einfluss auf das Leben oder die Arbeit anderer aufweist. Dabei ist es unabhängig, ob dieser Einfluss innerhalb oder außerhalb der Arbeit wirkt.
- Autonomie: Das Maß, welchen Freiheitsgrad, Unabhängigkeit und Entscheidungsspielraum in Bezug auf die Arbeitseinteilung und den Arbeitsprozess der Mitarbeiter erfährt.
- Feedback: Das Maß, in dem der Mitarbeiter direkte und eindeutige Rückmeldung über die Wirksamkeit seiner Arbeitsleistung erhält.

Die psychischen Zustände definieren die Autoren wie folgt (124,125):

- Erlebte Sinnhaftigkeit der Aufgabe: Das Maß, in dem Mitarbeiter die Aufgabe als grundsätzlich sinnvoll, wertvoll und lohnenswert empfinden.
- Erlebte Verantwortung für die Ergebnisse der Arbeit: Das Maß, für welches sich die Mitarbeiter persönlich für das Ergebnis der Aufgabe zuständig und verantwortlich fühlen.
- Kenntnis der Ergebnisse der Aufgabe: Das Maß, in dem Mitarbeiter durchgehend wissen und verstehen, wie erfolgreich sie ihre Aufgabe durchführen.

Den Zusammenhang der Kerneigenschaften der Arbeit definieren die Autoren über das „Motivationspotenzial" (MP) (124,125) wie folgt:

$$MP = \left[\frac{Anforderungsvielfalt + Identität + Bedeutsamkeit}{3}\right] \times Autonomie \times Rückmeldung$$

Hat mindestens eine der fünf definierten Kerneigenschaften der Arbeit einen hohen Score, löst die Arbeit mindestens einen der drei psychologischen Zustände aus, was wiederum mit einer erhöhten Arbeitszufriedenheit einhergeht.

Beim Modell von Hackman und Oldham lassen sich ganz deutliche Zusammenhänge zum TNA-Projekt feststellen. Die Versorgung des Patienten mit dem TNA verändert die Anforderungsvielfalt des RD-Personals hin zu einem breiteren Anwendungsbereich der durchzuführenden Maßnahmen. Das RD-Personal muss nun unter Umständen Maßnahmen durchführen, die der physikalische Notarzt durchgeführt hätte.

1.4.3 Transaktionales Stressmodell nach Lazarus

Da der Fragebogen von Weyer et. al (127) (siehe Kapitel 3.3.3) auf dem Stressmodell von Lazarus beruht, erfolgt an dieser Stelle die Darstellung des theoretischen Hintergrundes zu diesem Modell.

Stress definieren Lazarus und Launier (1981) als Ereignis „in dem äußere oder innere Anforderungen (oder beide) die Anpassungsfähigkeit eines Individuums, eines sozialen Systems oder eines organischen Systems beanspruchen oder übersteigen" (128).

Lazarus geht in seinem Modell grundsätzlich davon aus, dass nicht die objektive Beschaffenheit der Stressoren bzw. Reize für den tatsächlichen Stress verantwortlich ist, sondern die subjektive Bewertung der Stressoren durch den Betroffenen. So stehen die Wechselwirkungen zwischen den Betroffenen und den zur Verfügung stehenden Ressourcen im Mittelpunkt. Da ein Bewertungsprozess einer Stressreaktion vorangeht, ist dieses Stressmodel transaktional (128). Dabei werden durch den Betroffenen drei Bewertungsschritte durchlaufen.

Primäre Bewertung:
In der primären Bewertung des Stressors bzw. Reizes wird die Situation als positiv, irrelevant oder anstrengend/gefährlich durch den Betroffenen bewertet (Abb. 8). Wird ein Stressor als irrelevant oder positiv bewertet, entsteht kein Stress für den Betroffenen. Wird die Situation als anstrengend/gefährlich wahrgenommen, so kann diese auf drei unterschiedliche Arten bewertet werden (116,129):

- Herausforderung: beherrschbare oder bewältigbare Situationen
- Bedrohung: ein erwarteter Schaden oder Verlust auf das Wohlbefinden
- Schaden/Verlust: ein bereits eingetretener Schaden des Wohlbefindens.

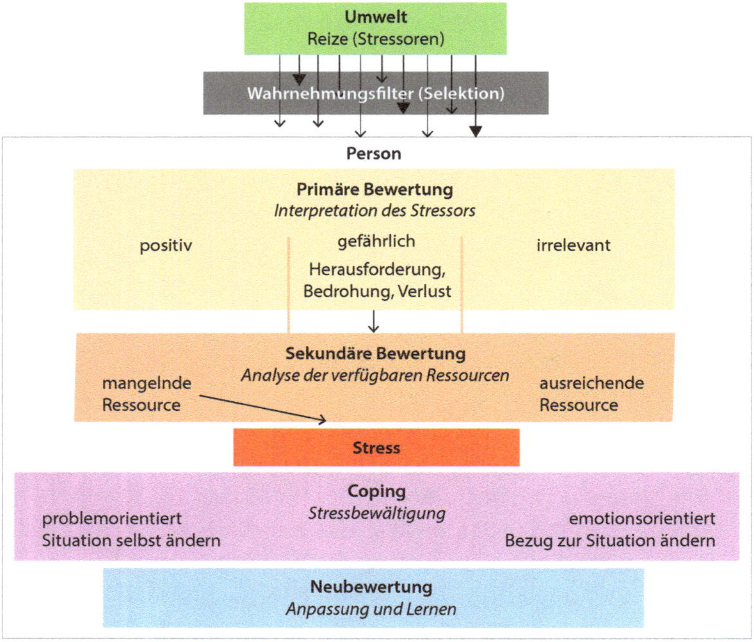

Abb. 8: Stressmodell nach Lazarus (132)

Sekundäre Bewertung:
In der sekundären Bewertung findet eine Einschätzung statt, ob die Situation mit den eigenen verfügbaren Ressourcen (körperlich, physiologisch, sozial, materiell, etc.) und Mitteln bewältigt werden kann. Reichen die Ressourcen nicht aus, entsteht eine Stressreaktion. Als Folge daraus wird eine Bewältigungsstrategie entwickelt, welche von den persönlichen und kognitiven Fähigkeiten des Betroffenen abhängt. Der Umgang mit diesen Bedrohungssituationen wird ‚Coping' genannt. Verhaltensweisen, die zur Lösung solcher Situationen möglich wären, sind beispielsweise Flucht, Aggression oder Verhaltensänderung. Es

wird zwischen zwei Bewältigungsstrategien unterschieden: problemfokussiert und emotionsfokussiert. Bei den problemorientierten Strategien wird der Fokus auf eine Änderung der Situation (beispielsweise durch erhöhte Informationsgewinnung) gelegt, wohingegen bei der emotionsorientierten Strategie das Augenmerk auf dem Abbau der emotionalen Erregung (130,131) liegt.

Tertiäre Bewertung:
In dieser Phase werden Informationen über die eigene Wahrnehmung und die Reaktionen der Umwelt eingeholt. Abschließend erfolgt eine Neubewertung der Situation.

1.4.4 Arbeitsbelastung und Arbeitszufriedenheit im RD

1.4.4.1 Arbeitsbelastung im RD

Verschiedene Studien haben sich der Belastungen und der Burnout-Prävalenz im RD, mit differierenden Fragetechniken, gewidmet. Dabei sind teilweise weit gestreute Ergebnisse zu Tage getreten. Roth et al. (2021) stellten in ihrer Studie fest, dass die Mitarbeiter im Bereich der emotionalen Erschöpfung bzw. Depersonalisierung erhöhte Werte von 26,2 % bzw. 40,0 % aufwiesen (133). In der Studie von Hering und Beerlage (2004) wiesen 13 % bis 47 % der Befragten hohe Ausprägungen in einzelnen Burnout-Dimensionen auf (134). Reardon et. al (2020) berichten in ihrer Übersicht über internationale Studien zur Burnout-Prävalenz von Werten zwischen 16 % und 56 % der Teilnehmenden (135).

Die faktische und kontinuierliche Steigerung der Einsatzzahlen im RD (wie in Kapitel 1.1 beschrieben) in den letzten Jahren lässt eine Steigerung der physischen Belastung (in Bezug auf die Einsatzhäufigkeit) der Mitarbeiter vermuten.

1.4.4.2 Arbeitszufriedenheit im RD

Andere Studien haben die Arbeitszufriedenheit der Mitarbeiter im RD betrachtet. Je nach Studiendesign lassen sich sehr unterschiedliche Zufriedenheitswerte der Mitarbeiter im RD feststellen.

Es ist beispielsweise die Studie von Runggaldier aus dem Jahre 1997 zu erwähnen (136). Die Frage „Gehen sie gern zur Arbeit" beantworten nahezu 90 % des Rettungsfachpersonals positiv. Auch geben 73 % der Befragten an, den Beruf im RD erneut ergreifen zu wollen. Nur 21 % der Befragten verneinen eine erneute Berufswahl im RD.

Gebhardt et al. stellen 2006 in einer groß angelegten Studie zusammen mit einer Hilfsorganisation fest, dass sich „die Tätigkeit im Rettungsdienst [...] in der Regel durch eine hohe Arbeitszufriedenheit und eine hohe Bedeutung der Arbeit" (137) auszeichnet.

Eine weitere Studie von Roth et al., welche sich mit dem Zusammenhang von Arbeitszufriedenheit und Burnout beschäftigt, stellt 2021 fest, dass 54,1 % „eher zufrieden" oder „sehr zufrieden" mit ihrem aktuellen Arbeitsplatz sind. 45,9 % sind hingegen „sehr unzufrieden" oder „eher unzufrieden" (133).

2 Zielsetzung und Hypothesen

Die Möglichkeit mit einem präklinischen TNA-System einen NA ‚zum Patienten bringen' zu können, um eine ärztliche Konsultation durchzuführen, erzeugt bei den beteiligten Akteuren des Pilotprojektes (Mitarbeiter des RD, NA und TNA, Mitarbeiter der ILS sowie Mitarbeiter der Notaufnahmen im KDB Straubing) unterschiedlichste Stimmungslagen. Ebenso verändern sich durch den Einsatz des TNA die Arbeitsabläufe, Zusammenarbeit, Versorgung des Patienten, etc. Diese werden neben der allgemeinen Einstellung zum Pilotprojekt und verändernder Arbeitsbelastung bzw. Arbeitszufriedenheit der Mitarbeiter untersucht und ausgewertet. Hier wird der Fokus auf die Betrachtung der Durchführenden im RD (RD-Mitarbeiter, NA und TNA) gelegt. Weiterhin wird die wahrgenommene Qualität der Patientenversorgung und Zusammenarbeit mit dem TNA betrachtet.

Hieraus ergeben sich folgende Hypothesen:

- Hypothese 1: Die Wahrnehmung der Arbeitsbelastung ist nach dem Pilotprojekt gesunken.
- Hypothese 2: Nach dem Pilotprojekt ist die Mitarbeiterzufriedenheit gestiegen.
- Hypothese 3: Die Wahrnehmung der Mitarbeiter in der Qualität der Patientenversorgung hat sich verbessert.
- Hypothese 4: Das Empfinden der Zusammenarbeit des präklinischen Personals mit dem TNA hat sich nach dem Pilotprojekt verbessert.

3 Material und Methoden

Ziel dieser Arbeit ist es, die Auswirkungen des Pilotprojektes auf die Arbeitszufriedenheit, Arbeitsbelastung und Einstellungen der Mitarbeiter im RDB Straubing zu untersuchen. Dazu wurde eine Onlineumfrage jeweils vor und nach dem Pilotzeitraum durchgeführt.

In den folgenden Abschnitten wird der RDB Straubing in seiner Struktur und Aufbauorganisation dargestellt und die Zielgruppen und Teilnehmer (TN) der Befragung werden beschrieben.

Der Ablauf der Datengewinnung (inkl. Fragebogenerstellung) wird neben den statistischen Methoden und technischen Komponenten der Datengewinnung aufgezeigt.

3.1 Rettungsdienstbereich Straubing

Als Pilotregion für den Pilotbetrieb des TNA-Projektes wurde der RDB Straubing auserwählt. Nachfolgend wird deshalb ausschließlich dieser RDB betrachtet.

Der RDB Straubing umfasst die drei Landkreise Straubing-Bogen, Deggendorf und Regen sowie die kreisfreie Stadt Straubing (Abb. 9). Hierbei wird eine Gebietsfläche von ca. 3.106 km^2 mit rund 350.000 Einwohnern rettungsdienstlich versorgt. Im Norden grenzt der RDB Regensburg, im Südosten der RDB Passau und im Südwesten der RDB Landshut an. Östlich wird der RDB durch die Grenze zu Tschechien begrenzt (138).

Im RDB Straubing wurden im Jahre 2018 28.748 Notfalleinsätze ohne NA-Beteiligung und 13.598 Notfalleinsätze mit NA-Beteiligung durchgeführt. Dies ist eine Steigerung von 54 % zum Jahre 2009. Die NA-Nachalarmierungsquote liegt bei ca. 16 %. Dies ist eine Steigerung von 85 % im Vergleich zum Jahre 2009. Die Eintreffzeit des ersten Rettungsmittels (RTW, KTW[11] oder NEF/NAW[12]) im Jahr 2019 ist 10:41 Minuten im Median. Die Eintreffzeit des NA (NEF oder RTH[13]) liegt bei 10:10 (SD = 0,42) Minuten (im Median) (1,139,140).

11 KTW = Krankentransportwagen
12 NAW = Notarztwagen
13 RTH = Rettungshubschrauber

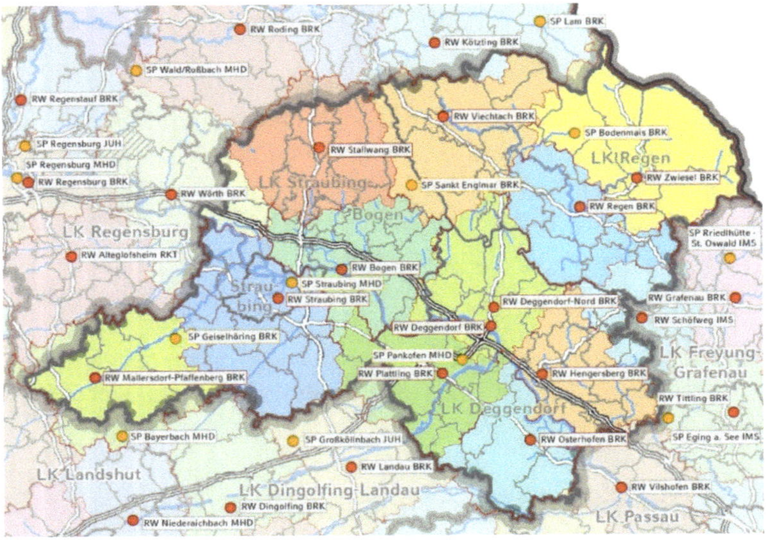

Abb. 9: Übersicht RDB Straubing (139)

Im Landkreis Straubing-Bogen und Stadt Straubing sind an folgenden Standorten Rettungsmittel stationiert (139):

- RTW: Straubing (1×24h, 1×12h nachts), Straubing (12h tagsüber, SP[14]), Bogen (24h), Stallwang (24h), Mallersdorf-Pfaffenberg (24h), St. Englmar (SP), Geiselhöring (SP)
- NEF jeweils 24h: Straubing, Bogen, Mallersdorf

Im Landkreis Deggendorf sind an folgenden Standorten Rettungsmittel stationiert:

- RTW: Deggendorf (24h), Deggendorf Nord (24h), Plattling (24h), Osterhofen (24h), Hengersberg (24h), Pankofen (SP)
- NEF jeweils 24h: Degendorf, Plattling

14 SP = Stellplatz

Im Landkreis Regen sind an folgenden Standorten Rettungsmittel stationiert:

- RTW: Regen (24h), Zwiesel (24h), Viechtach (24h), Bodenmais (SP)
- NEF jeweils 24h: Zwiesel, Viechtach

Weiterhin ist in Straubing der RTH ‚Christoph 15' stationiert. Einige sog. ‚Helfer vor Ort' sind in den Landkreisen ebenfalls im Einsatz.

3.2 Zielgruppen der Befragung

Als TN für die Befragungen wurden die Mitarbeiter des RDB Straubing, die mit dem TNA-System arbeiten werden, ausgewählt. Mitarbeiter des RD (RettAss und NotSan), welche als Transportführer RTW eingesetzt wurden, NA, TNA, Mitarbeiter der ILS Straubing sowie Mitarbeiter der Notaufnahmen der Krankenhäuser im RDB Straubing wurden in die Umfrage eingeschlossen. Hierbei war nicht von Relevanz, ob die Mitarbeiter der jeweiligen Berufsgruppen hauptberuflich oder in Teilzeitbeschäftigung (bzw. ehrenamtlicher Tätigkeit) zum Zeitpunkt der Befragung in ihrem Beruf angestellt waren.

3.3 Erstellung Fragebogen

3.3.1 Teilstrukturierte Interviews

Im Vorgriff zur Erstellung der Fragebögen wurden Vorgespräche mit Experten geführt. Auf Basis dieser Gespräche wurde in Abstimmung mit den Projektbeteiligten ein teilstrukturiertes Leitfadeninterview erstellt.

Ziel der teilstrukturierten Interviews war es, den TN möglichst großen Antwortspielraum zu geben, um Ihre persönlichen Eindrücke, Einstellungen und Erwartungen zum TNA-System zu erfassen. Die Interviews wurden auf die jeweiligen Akteure (Besatzung RTW, NA, TNA, ILS und Notaufnahme) entsprechend angepasst, um individuelle Aspekte abzufragen. Mit jeweils zwei Vertretern der Berufsgruppen wurden diese Interviews geführt. Nach der Transkribierung wurden die Interviews einer qualitativen Inhaltsanalyse unterzogen, um die Kernaussagen und Kategorien herauszuarbeiten (siehe Kapitel 3.3.2). Die Tonaufnahmen wurden unter der Maßgabe von Mayring (2002) in eine Mischform der „literarischen Umschrift“ (in geringer Ausprägung) und der „Übertragung in normales Schriftdeutsch“ (überwiegende Ausprägung) (141) transkribiert.

Im Vorfeld zu den Interviews wurden den TN Einverständniserklärungen vorgelegt, in denen Sie einer Aufzeichnung per Tonaufnahme zustimmten (siehe Anhang). Die Tonaufnahmen wurden nach der Transkribierung umgehend gelöscht.

3.3.2 Qualitative Inhaltsanalyse

Nach der Transkription wurden die Aufzeichnungen einer qualitativen Inhaltsanalyse unterzogen. Dabei folgt die qualitative Inhaltsanalyse einem systematischem Vorgehen (142). Mayring beschreibt im Jahr 2015 zahlreiche Analysetechniken, welche sich auf die drei folgenden voneinander unabhängigen Grundtechniken reduzieren lassen: „Zusammenfassung“, „Explikation“ und „Strukturierung“. In dieser Forschungsarbeit wurde besonderes Augenmerk auf die Technik der Zusammenfassung gelegt.

Ziel der inhaltlichen Zusammenfassung ist, „das Material so zu reduzieren, dass die wesentlichen Inhalte erhalten bleiben, also durch Abstraktion einen überschaubaren Corpus zu schaffen, der immer noch Abbild des Grundmaterials“ ist (143). Die nicht inhaltstragenden Textbestandteile wurden „fallen gelassen“; die verbleibenden Paraphrasen dagegen in einem einheitlichen Sprachniveau formuliert. Weiterführend wurden sie in eine grammatikalische Kurzform überführt und dabei auf ein einheitliches Abstraktionsniveau gehoben. Bei Paraphrasen, die unter dem angestrebten Abstraktionsniveau lagen, mussten diese mithilfe von theoretischen Vorannahmen angepasst werden. Unwichtige und nichtssagende Paraphrasen konnten weggelassen werden (143).

Die neu gewonnen Paraphrasen wurden zu Kernaussagen formuliert, zusammengefasst und einem Kategoriensystem zugeordnet. Am Ende der Zuordnung wurde in einem erneuten Durchlauf geprüft, ob tatsächlich alle Aussagen in den Kategorien enthalten sind. Können nicht alle Aussagen den erstellten Kategorien zugeordnet werden, müssen die Kategorien im laufenden Überprüfungsprozess, angepasst werden. Die

Aussagen durchlaufen diesen Überprüfungsprozess so lange bis eine Zuordnung einer jeden Aussage in die wiederholt angepassten Kategorien möglich ist. Erst dann ist das gewünschte Reduktionsniveau erreicht. Diesen Vorgang nennt man „induktive Kategorienbildung“ (141).

In der hier vorliegenden Forschungsarbeit konnten fünf Kategorien ermittelt werden. Diese sind:

- Einschätzung des TNA-Systems allgemein
- Finanzielle/strukturelle Aspekte
- Einschätzung der eigenen Fähigkeiten
- Patientenversorgung
- Interprofessionelle Zusammenarbeit

Tab. 1 zeigt beispielhaft eine Gegenüberstellung der transkribierten Inhalte, der neu gewonnenen Kernaussagen sowie der gebildeten Kategorien.

Gesprochenes Wort	Kernaussage	Kategorie
Ich glaube erstens, wenn das Projekt vom Staat gefördert wird, wird er das nicht machen, wenn er dabei nicht irgendwann Einsparpotenzial sieht. Insofern wird es sich darauf rauslaufen, dass der physische NA immer weniger Einsätze hat.	Zukünftig weniger Einsätze für konventionellen NA	Finanzielle/strukturelle Aspekte
Einfach, dass man, was ja auch der grundlegende Gedanke vom TNA-System ist, dass man das therapiefreie Intervall auf jeden Fall verkürzen kann bzw. sogar teilweise unterbrechen kann je nachdem, wie das dann im RTW draußen ausgeschmückt wird.	Verkürzung (arzt-) therapiefreies Intervall für Patient	Patientenversorgung
Sie haben dann schon auch den Überwachungsgedanken? – Ja, der ist natürlich da.	Überwachung durch TNA	Interprofessionelle Zusammenarbeit

Tab. 1: Beispielhafte Kernaussagen und Kategorienbildung

3.3.3 Erstellung Gesamtfragebogen

Für die Onlinebefragung wurde ein Gesamtfragenkatalog erstellt, welcher aus zwei Teilen bestand. Im ersten Teil der Abfrage wurde der selbst erstellte Fragebogen, der neben der Abfrage demographischer Daten der TN (wie beispielsweise Alter, Geschlecht oder ausgeübte Funktion) auch die persönlichen Einstellungen zum TNA-System abfragen sollte, verwendet. Im zweiten Teil der Abfrage wurde auf einen standardisierten Fragebogen zurückgegriffen, welcher die Arbeitszufriedenheit und Arbeitsbelastung abfragt.

Das Grundgerüst für den ersten Teil des Fragebogens bildeten die Erkenntnisse aus den teilstrukturierten Interviews (siehe Kapitel 3.3.2). Diese Erkenntnisse wurden zusammen mit theoretischen Überlegungen zu einem Fragebogen mit einer sechsstufigen Likert-Skala erarbeitet (siehe Anhang). Die Minimal- und Maximalausprägung der Likert-Skala wurde mit „stimme gar nicht zu“ (geringster Wert) bis „stimme voll zu“ (höchster Wert) gewählt. Die Zwischenabstufungen lauten: „stimme nicht zu“ (Wert 2), „stimme eher nicht zu“ (3), „stimme eher zu“ (4) und „stimme zu“ (5).

Kernaussage aus 3.3.2	**Resultierende Abfrage im Fragebogen**
Zukünftig weniger Einsätze für konventionellen NA	Das Telenotarzt-System wird dazu führen, dass Notärzte weniger Einsätze haben.
Verkürzung (arzt-) therapiefreies Intervall für Patienten	Die präklinische Versorgung wird sich positiv für den Patienten verändern, da ärztliche Maßnahmen schneller delegiert werden können.
Überwachung durch TNA	Ich werde mich von der Kamera im RTW überwacht fühlen.

Tab. 2: Beispielhafte Fragengestaltung

In Tab. 2 ist beispielhaft die Ableitung der Kernaussagen zu den endgültigen Abfragen dargestellt. Der Fragebogen (Vorher-Befragung) wurde um einige Inhalte, welche die tatsächlichen Erfahrungen der TN im Pilotzeitraum widerspiegelten, sowie weiteren theoretischen Überlegungen ergänzt und zur finalen Version (Nachher-Befragung) erweitert. Diese Fragen zu den jeweiligen Abfragezeitpunkten bildeten den ersten Teil des Gesamtfragenkataloges. Die komplette Übersicht der Fragengestaltung ist im Anhang aufgeführt. Dabei sei jedoch erwähnt, dass nur die neu gewonnenen Aussagen für den Nachher-Fragebogen aufgeführt wurden.

Der zweite Teil des Gesamtfragenkataloges bestand aus Teilen des standardisierten Fragebogens von Weyer et al. aus 2014 (127). Die Entwicklung dieses Fragebogens erfolgte durch die Autoren auf Grundlage des Stressmodells von Lazarus (1966) (siehe Kapitel 1.4.3) Weiterhin decken die verwendeten Skalen einige Bereiche der Ausführungen von Neuberger und Allerbeck (1978) ab (144). Dieser standardisierte Fragebogen von Weyer et al. besteht insgesamt aus den drei Skalen „Arbeits- und Berufszufriedenheit", „Positives Betriebsklima" sowie „Arbeits- und Berufsbelastung". Die Skala „Betriebsklima" wurde aufgrund fehlender Freigabe eines Betriebsrates einer beteiligten Hilfsorganisation nicht in den Gesamtfragenkatalog mit aufgenommen. Die Skalen bestehen aus jeweils zehn (AZ) bzw. elf (AB) Items. Zur Auswertung der Skalen wurden einige Items gemäß den Angaben der Entwickler recodiert, d.h. negativ gepolte Fragen wurden transformiert (0 = 1; 1 = 0). Wegen technischer Probleme konnte eine Frage aus der Skala „Arbeits- und Berufszufriedenheit" nicht ausgewertet werden. Aus diesem Grund konnte die durch die Entwickler des Fragebogens (Weyer und Hodapp) vorgesehene Rasch-Skalierung der Items nicht angewendet werden. Stattdessen wurden mit den dichotomen Antworten der Items („stimmt" und „stimmt nicht") einfache Summen gebildet, um eine Vergleichbarkeit zwischen den Umfragezeitpunkten herzustellen (11).

Somit ergibt sich in der Skala „Arbeits- und Berufszufriedenheit" ein Wert von 0 Punkten, was einer minimalen Zufriedenheit entspricht. Ein Höchstwert von 9 Punkten drückt eine maximale Zufriedenheit der Mitarbeiter aus. Gleichwohl verhält sich der Wert (von 0 bis 11 Punkten) in der Skala „Arbeits- und Berufsbelastung". Hier entspricht der Wert 11 einer maximalen Belastung (11).

Dieser zweite Teil des Gesamtfragebogens wurde nur Mitarbeitern des RD (Besatzungen von RTW, NA und TNA) zur Abfrage gestellt. Die Fragebögen, die zu den jeweiligen Abfragezeitpunkten erarbeitet wurden, wurden im Vorfeld vom Institut für Notfallmedizin und Medizinmanagement (INM) den jeweiligen Betriebsräten der Hilfsorganisationen und der Ethikkommission der medizinischen Fakultät der LMU München zur Freigabe vorgelegt (siehe Anhang und Kapitel 3.8).

3.4 Datenerhebung

Der jeweils fertiggestellte Fragebogen (Vorher-Befragung und Nachher-Befragung) wurde in das Onlineumfragetool ‚LimeSurvey' eingepflegt. Vom INM wurden zum entsprechenden Zeitpunkt anonyme Zugangscodes zur Umfrage an Führungskräfte der beteiligten Organisationen (z.B. Wachführer RD, Leitung Notaufnahme, etc.) in verschlossenen Umschlägen postalisch verschickt. Diese wurden durch die Führungskräfte an die Personen aus dem TN-Kreis weiterverteilt. So war es zum einen möglich die Anonymität der TN zu wahren und zum anderen die Anzahl der nicht in Betracht kommenden Mitarbeitern, beispielsweise Auszubildende, zu reduzieren bzw. auszuschließen. Eine Teilnahme an der Umfrage erfolgte auf rein freiwilliger Basis. Eine ‚Nicht-Teilnahme' führte zu keinerlei Nachteilen. In der nachfolgenden Tab. 3 kann die Anzahl der verschickten Zugänge an die jeweiligen Berufsgruppen eingesehen werden. Da die Anzahl der tatsächlich (durch die Führungskräfte) ausgegeben Zugangscodes nicht bekannt ist, kann nur bedingt eine Rücklaufquote ermittelt werden. Weiterhin besteht die Möglichkeit, dass Mitarbeiter Zugangscodes über mehrere ‚Arbeitgeber' erhalten haben. Beispielsweise kann ein Mitarbeiter der Notaufnahme auch NA sein (11). Die errechnete Rücklaufquote ist daher als konservativ anzusehen.

Die Befragungszeiträume wurden jeweils für 6 Wochen gewählt. Die Vorher-Befragung fand im Zeitraum vom 18.06.2018 bis 27.07.2018 vor Beginn des Vollbetriebes des TNA-Systems statt. Die Nachher-Befragung erfolgte im Zeitraum zwischen 03.06.2019 und 14.07.2019.

Berufsgruppe	**Vorher-Abfrage**	**Nachher-Abfrage**
RD	213	215
NA	157	160
TNA	9	15
ILS Straubing	25	25
Notaufnahme	165	168
Summe	569	583

Tab. 3: Übersicht verschickte Zugangscodes (11)

3.5 Datenaufbereitung

Nach Beendigung der Nachher-Abfrage wurden die Rohdaten zunächst zur Datenanalyse in SPSS zusammengeführt und aufbereitet. Dabei mussten einige Datensätze, beispielsweise unvollständige, bereinigt und entfernt werden (Tab. 4) (11).

Bearbeitungsgrund	**Vorher-Abfrage**	**Nachher-Abfrage**
Unvollständige Datensätze	3	3
Datensätze mit ‚falschen' Angaben	1	1
‚doppelte' Datensätze	0	2
Abänderung von Datenätzen	9	5

Tab. 4: Übersicht bereinigter Datensätze (11)

Bei dem Datensatz eines NA mussten alle Werte aus dem Bereich ‚Rettungsdienst' gelöscht werden, da er sowohl ‚Notarzt' als auch ‚Rettungsdienst' angekreuzt hatte. Im Einsatzfall fungiert der entsprechende TN jedoch immer als NA und nicht als Mitarbeiter des RD; so wurden diese Antworten gelöscht. Bei vier Datensätzen wurde die Qualifikation ‚Notaufnahme' nachcodiert. Hier wurde in der Befragung ‚sonstiges' und ‚Pflegepersonal, etc.' angegeben. Aufgrund von technischen Einschränkungen war bei diesen Datensätzen keine Angabe bei der Auswahl des Berufes möglich. Bei einem weiteren Datensatz wurden 30 Jahre Berufserfahrung als NotSan entfernt. Diese Berufserfahrung ist aufgrund der Aktualität des NotSanG nicht möglich. Zusätzlich musste ein kompletter Datensatz trotz Vollständigkeit gelöscht werden, weil in einem Freifeld folgender Text enthalten war: „Es gibt kein Antwortfeld ‚kann ich nicht beurteilen.' Das wäre aber sinnvoll, da ich nicht mit allen Fragestellungen konfrontiert war. Ich habe dann irgendwas angekreuzt". Um einer Verfälschung vorzubeugen, wurde eben dieser Datensatz entfernt. Weiterhin mussten einige Antworten aus dem Gesamtdatensatz entfernt werden. In den Frageblöcken kam es zu einer Dopplung von Fragen mit gleichem Inhalt. „Der Telenotarzt kann den Notarzt vor Ort in bestimmten Fällen ersetzen" und „Ich denke, dass der Telenotarzt den Notarzt vor Ort in bestimmten Fällen ersetzen kann" wurde beispielsweise in zwei unterschiedlichen Berufsgruppen (aufgrund der

Mehrfachnennung der Berufsgruppen möglich: siehe Tab. 6) und somit jeweils doppelt abgefragt. Hier wurden nur die Antworten der jeweiligen hauptberuflichen Tätigkeit gewertet (11).

Um die Skalen ‚Arbeitsbelastung' und ‚Arbeitszufriedenheit' auszuwerten, wurden einige Items den Angaben der Entwickler (127) zur Folge recodiert, d.h. negativ gepolte Fragen wurden transformiert (0 = 1, 1 = 0). Anschließend konnten aus den Antworten einfache Summen gebildet werden, um die Werte zu den jeweiligen Umfragezeitpunkten zu vergleichen. Ein technisches Problem hatte dazu geführt, dass eine Frage des Fragebogenanteils ‚Arbeitszufriedenheit' des standardisierten Fragebogens von Weyer et al. (127) in der Vorher-Abfrage nicht abgefragt wurde. Um eine Vergleichbarkeit sicher zu stellen, wurde diese Frage in der Nachher-Abfrage nicht mitberechnet. So entspricht ein Maximalwert von neun Punkten im Fragebogenteil ‚Arbeitszufriedenheit' einer maximalen Zufriedenheit und 0 Punkte einer minimalen Zufriedenheit. Im Fragebogenteil ‚Arbeitsbelastung' entsprechen elf Punkte einer maximalen Arbeitsbelastung und null Punkte keinerlei Arbeitsbelastung (11).

Weiterhin wurden Skalen gebildet, welche Items mit gleichen inhaltlichen Thematiken zusammenfassen. Die Skalen lauten: ‚Patientenversorgung' und ‚Zusammenarbeit'. Diese neu definierten Skalen wurden mit SPSS auf Reliabilität mit Cronbach's Alpha überprüft. Cronbach lieferte (1951) die Grundlage für die Berechnung und Interpretation von Alpha (α) (145). Streiner (2003) sowie Hulin et al. (2001) führen die Ergebnisse von Cronbach weiter aus (146,147). Hieraus lassen sich folgende Grenzwerte für Cronbachs Alpha ableiten (148) (siehe Tab. 5):

Grenzwerte für α	**Interpretation**
$\alpha \geq 0{,}9$	Exzellent
$0{,}9 > \alpha \geq 0{,}8$	Gut
$0{,}8 > \alpha \geq 0{,}7$	Akzeptabel
$0{,}7 > \alpha \geq 0{,}6$	Fragwürdig
$0{,}6 > \alpha \geq 0{,}5$	Schlecht
$0{,}5 > \alpha$	Inakzeptabel

Tab. 5: Übersicht Grenzwerte Cronbach's α

Zur weiteren Auswertung der Skalen wurden einfache Mittelwerte ohne Gewichtung der jeweiligen Items gebildet. Die errechneten Konsistenzen der Skalen finden sich in den entsprechenden Abschnitten (siehe 3.5.1).

3.5.1 Übersicht Zusammensetzung Skalen für Hypothesen

Nachfolgend wird eine Übersicht über die verwendeten Fragen/Items, die zur Beantwortung der Hypothesen herangezogen wurden, gegeben. Um die Hypothesen 1 und 2 zu überprüfen, wurden (wie in Kapitel 3.5 beschrieben) Summenwerte, angelehnt an die Ausführungen von Weyer und Hodapp (127), aus den jeweils unten genannten Aussagen gebildet. Für die Hypothesen 3 und 4 wurden analog dazu Mittelwerte aus den beschriebenen Skalen (‚Patientenversorgung' und ‚Zusammenarbeit') gebildet. Die ermittelten Ergebnisse wurden mit dem MWU-Test auf Signifikanz überprüft. Hierbei wurden die zwei Abfragezeitpunkte vorher (vor und nach dem Pilotprojekt) miteinander verglichen.

3.5.1.1 Hypothese 1: Die Wahrnehmung der Arbeitsbelastung ist nach dem Pilotprojekt gesunken.

Die verwendeten Abfragen aus dem Fragebogenteil „Arbeits- und Berufsbelastung" lauten wie folgt:

- Abends nach der Arbeit bin ich erschöpft.
- Bei meiner Arbeit tauchen häufig Probleme auf, die sehr schwer zu überwinden sind.
- Manchmal denke ich, dass ich mir mit meiner Arbeit zu viel zumute.
- Ich habe manchmal das Gefühl, dass ich mit meiner Arbeit einfach nicht mehr fertig werde.
- Bei meiner Arbeit fühle ich mich einem ständigen Druck ausgesetzt.
- Ich fühle mich oft etwas abgehetzt bei der Arbeit.
- Man wird vom Berufsleben doch ziemlich mitgenommen.
- Bei der Arbeit bin ich meist sehr angespannt.
- Ich arbeite unter starkem Zeitdruck.
- Manchmal fühle ich mich den Anforderungen, die die Arbeit an mich stellt, nicht gewachsen.
- Ich bräuchte mehr Verschnaufpausen bei der Arbeit.

3.5.1.2 Hypothese 2: Nach dem Pilotprojekt ist die Mitarbeiterzufriedenheit gestiegen.

Die verwendeten Abfragen aus dem Fragebogenteil „Arbeits- und Berufszufriedenheit" lauten wie folgt:

- Ich habe einen wirklich interessanten Beruf.
- Nach getaner Arbeit habe ich doch öfter das Gefühl, wirklich etwas geleistet zu haben.
- Ich glaube, ich habe mehr Spaß am Beruf als andere Leute.
- Ich glaube, dass ich mit meiner Arbeit zufriedener bin als andere.
- Wenn ich könnte, würde ich gerne den Beruf wechseln (recodiert).
- Meistens gehe ich gerne zur Arbeit.
- Das tägliche Betriebseinerlei geht mir oft auf die Nerven (recodiert).
- Mit meiner derzeitigen Arbeit bin ich ganz zufrieden.
- Ich langweile mich oft bei der Arbeit (recodiert).

3.5.1.3 Hypothese 3: Die Wahrnehmung der Mitarbeiter in der Qualität der Patientenversorgung hat sich verbessert.

Die Skala „Patientenversorgung" (Cronbachs Alpha: 0,841) wurde aus den folgenden Items gebildet (bzw. mit den entsprechenden Items aus dem Nachher-Fragebogen):

- Für den Telenotarzt ist es ein Vorteil, dass er einen Einsatz aus der Distanz betrachten kann.
- Für eine Einsatzkraft vor Ort ist es leichter die richtigen Entscheidungen zu treffen als für den Telenotarzt (recodiert).
- Die präklinische Versorgung wird sich positiv für den Patienten verändern, da ärztliche Maßnahmen schneller delegiert werden können.
- Die Versorgung der Patienten wird sich mit Telenotarzt mehr an den Leitlinien orientieren.
- Der Telenotarzt wird Probleme haben, sich ausreichend schnell ins Einsatzgeschehen zu integrieren (recodiert).

3.5.1.4 Hypothese 4: Das Empfinden der Zusammenarbeit mit dem TNA hat sich nach dem Pilotprojekt verbessert.

Die Skala „Zusammenarbeit“ (Cronbachs Alpha: 0,392) wurde aus den folgenden Items gebildet (bzw. mit den entsprechenden Items aus dem Nachher-Fragebogen):

– Die Zusammenarbeit mit dem Telenotarzt wird unabhängig von der Person des Telenotarztes immer gleich gut funktionieren.
– Die Zusammenarbeit mit dem Telenotarzt erwarte ich als kollegial.
– Die Zusammenarbeit mit dem Telenotarzt erwarte ich als angenehm.
– Die Zusammenarbeit mit dem Telenotarzt erwarte ich als zielführend.

3.6 Statistische Methoden

Aus den rückläufigen Abfragedaten konnten 29 TN (siehe Kapitel 3.5) identifiziert werden, welche an beiden Abfragen teilgenommen haben. Für die Vergleichsberechnungen der jeweiligen Abfragezeitpunkte wäre eine abhängige Stichprobe notwendig. Diese Abhängigkeit (29 aus 129 bzw. 122 TN) ist bei der vorliegenden Datenlage nicht gegeben. Aus diesem Grund müssen zur Auswertung statistische Methoden für unabhängige Stichproben herangezogen werden. Dies führt im Allgemeinen zu einer konservativeren Schätzung der Ergebnisse (149–152).

Bei allen weiteren Tests wurden die Daten der Items im Vorfeld mit dem Shapiro-Wilk auf Normalverteilung geprüft. So wurde überprüft, ob sich die vorliegenden Daten signifikant von der Standardnormalverteilung unterscheiden. Die Nullhypothese für den Shapiro-Wilk lautet, dass die Variablen normal verteilt sind. Wenn sich die Nullhypothese nicht verwerfen lässt, kann angenommen werden, dass die Daten einer Normalverteilung entsprechen. Für die Testungen wurde ein Signifikanzniveau von 5 % ($p < 0,05$) angenommen (153,154). Da der überwiegende Teil der erhobenen Daten nicht normalverteilt war, wurde im weiteren Verlauf der Man-Whitney-U-Test (MWU) als nicht parametrischer Test mit unabhängigen Daten verwendet. „Der Mann-Whitney-U-Test prüft, ob zwischen zwei unabhängigen Gruppen ein signifikanter Unterschied besteht“ (155). Der MWU-Test überprüft die Nullhypothese mithilfe von Rangplätzen (155). Hierbei soll sich die Summe der Rangplätze nicht unterscheiden (156). Bei diesem Verfahren wird auch das Maß der Abweichung genutzt, was dem Test eine allgemeinere Schärfe bringt (157). Voraussetzung für den MWU-Test sind ordinalskalierte Daten, welche in der vorliegenden Evaluation überwiegend zur Verfügung stehen. Auch bei den Testungen mit dem MWU-Test wurde ein Signifikanzniveau von 5 % ($p < 0{,}05$) gewählt. Die Effektstärke r wurde mit den erhaltenen Werten aus dem MWU-Test gemäß Rosenthal bzw. Fritz et. al (1991 bzw. 2012) per Hand berechnet (158,159). Laut Cohen (1988) ist ein Wert der Effektstärke $r > 0{,}1$ als schwacher Effekt anzusehen. Für einen Wert von $r > 0{,}3$ ist ein mittlerer und bei $r > 0{,}5$ ist ein starker Effekt anzunehmen (160).

Die Abweichungen der nominalskalierten Daten wurden mit dem χ^2-Test berechnet. „Der χ^2-Test prüft, ob die beobachteten Häufigkeiten von den erwarteten Häufigkeiten abweichen“ (155). Auch bei diesem Testverfahren wurde das Signifikanzniveau von 5 % ($p < 0{,}05$) gewählt. Laut Cohen (1988) ist ein Wert der Effektstärke $\varphi > 0{,}1$ als schwacher Effekt anzusehen. Für einen Wert von $\varphi > 0{,}3$ ist ein mittlerer und bei $\varphi > 0{,}5$ ein starker Effekt anzunehmen (160).

Beim MWU-Test ist ein Vergleich der Mittelwerte nicht angedacht, da hier die (mittleren) Ränge miteinander verglichen werden. Um weitere Aussagen über die möglichen Veränderungen und Unterschiede der Vergleichstest zu tätigen, wurden die Betrachtungen der mittleren Ränge (MR) in die Diskussion mit einbezogen. Hieraus lässt sich eine Tendenz einer Gruppe über die Beobachtungswerte gegenüber der anderen Gruppe ermitteln (161).

3.7 Technische Komponenten

Wie bereits erwähnt, wurden die Abfragen über das Onlineportal ‚LimeSurvey‘ durchgeführt. LimeSurvey (Version 3.12.1 bzw. 3.17.4) ist eine freie Open Source Online-Umfragesoftware, welche es ermöglicht, Umfragen zu erstellen und die Daten in externe Programme zu extrahieren (162). Der Administratorzugang wurde vom INM zur Verfügung gestellt.

Die statistischen Auswertungen wurden mit der Statistik- und Analysesoftware SPSS (IBM, Version 26.0.0.0. Base und 27.0.0.0. Standard, jeweils 64bit) durchgeführt. Die grafische Aufbereitung der Diagramme erfolgte mit Office-Produkten (Microsoft Word und Microsoft Excel Version 14.0.6023.100, 32 Bit, Microsoft Professional 2010).

3.8 Ethische Richtlinien

Dem INM liegt ein positives Votum der Ethikkommission der medizinischen Fakultät der LMU München für die Gesamtstudie vor (Aktenzeichen 17–363).

4 Ergebnisse und Diskussion der Hypothesen

4.1 Beschreibung der Teilnehmer

Nachfolgende Tab. 6 beschreibt die demographischen Charakteristika der eingeschlossenen TN zu den jeweiligen Befragungszeitpunkten, aufgeschlüsselt nach Geschlecht, Alter, Berufsqualifikation, Berufserfahrung sowie das Beschäftigungsverhältnis der Mitarbeiter im RD und die Unterscheidung, ob der Mitarbeiter im RD auf einer Wache mit/ohne NA eingesetzt werden.

Merkmal	Ausprägung	Vorher-Abfrage		Nachher-Abfrage	
		Anzahl (n=129)	Verteilung	Anzahl (n=122)	Verteilung
Geschlecht	Männlich	88	68,22 %	98	80,32 %
	Weiblich	40	31,01 %	24	19,67 %
	Keine Angabe	1	0,78 %	0	0,00 %
		Anzahl (n=129)		Anzahl (n=122)	
Alter	≤ 20 Jahre	1	0,78 %	1	0,82 %
	21–30 Jahre	24	18,60 %	20	16,39 %
	31–40 Jahre	46	35,66 %	34	27,87 %
	41–50 Jahre	35	27,13 %	40	32,79 %
	> 50 Jahre	21	16,28 %	25	20,49 %
	Keine Angabe	2	1,55 %	2	1,64 %
Mittelwert		39,41 Jahre		41,45 Jahre	
Median		39,00 Jahre		41,00 Jahre	
STD		9,53 Jahre		10,33 Jahre	
		Anzahl (n=141)		Anzahl (n=132)	
Berufsqualifikation (Mehrfachantwort möglich)	TNA	8	5,67 %	7	5,30 %
	NA	27	19,15 %	33	25,00 %
	RD (NotSan oder RettAss)	44	31,21 %	62	46,97 %
	ILS	13	9,22 %	16	12,12 %
	Notaufnahme	48	34,01 %	14	10,61 %
	Keine Angabe	1	0,71 %	0	0,00 %

Merkmal	Ausprägung	Vorher-Abfrage		Nachher-Abfrage	
		Anzahl (n=129)	Verteilung	Anzahl (n=122)	Verteilung
Berufserfahrung	< 2 Jahre	18	13,95 %	8	6,56 %
	2–5 Jahre	35	27,13 %	26	21,31 %
	6–10 Jahre	28	21,71 %	30	24,59 %
	11–20 Jahre	33	25,58 %	34	27,87 %
	21–30 Jahre	14	10,85 %	19	15,57 %
	> 30 Jahre	1	0,78 %	5	4,10 %
Mittelwert		9,57 Jahre		12,71 Jahre	
Median		6,00 Jahre		10,00 Jahre	
STD		8,11 Jahre		9,36 Jahre	
		Anzahl (n=44)		Anzahl (n=62)	
Beschäftigungsverhältnis im RD	Vollzeit	36	81,82 %	55	88,71 %
	Teilzeit	2	4,54 %	2	3,23 %
	Nebenamtlich	3	6,82 %	3	4,84 %
	Ehrenamtlich	3	6,82 %	2	3,23 %
		Anzahl (n=44)		Anzahl (n=62)	
Mitarbeiter an Wache	Ohne NA	16	36,36 %	28	45,16 %
	Mit NA	28	63,64 %	34	54,84 %

Tab. 6: Beschreibung TN Vorher-/Nachher-Abfrage (11)

Nach erfolgter Datenaufbereitung (siehe Kapitel 3.5) konnten bei der Vorher-Abfrage 129 und bei der Nachher-Abfrage 122 TN in die Auswertung eingeschlossen werden. Dies ergibt einer Rücklaufquote von 22,67 % (Vorher-Abfrage) und 20,93 % (Nachher-Abfrage) (Tab. 7).

	Vorher-Abfrage	Nachher-Abfrage
Verschickte Codes	569	583
Ausgewertete Datensätze	129	122
Rücklaufquote	22,67 %	20,93 %

Tab. 7: Übersicht Berechnete Rücklaufquoten (11)

Insgesamt gaben dabei 56 TN an, an der Vorher-Abfrage teilgenommen zu haben. Jedoch konnten nur bei 29 TN eine Übereinstimmung der Teilnahme an beiden Abfragezeitpunkten anhand der Identifikationscodes, Augenfarbe, Alter, etc. gesichert erhoben werden. 26 von 122 TN konnten sich nicht mehr an eine Teilnahme an der Vorher-Abfrage erinnern. Weiterhin gaben 40 von 122 TN an, dass sie an der Vorher-Abfrage nicht teilgenommen hätten. Die Gründe hierfür sind nachfolgend aufgelistet (Mehrfachnennung möglich) (11):

- 1 TN war in anderer Funktion
- 5 TN sind neu im Kreisverband Straubing
- 4 TN sind neu im Beruf
- 12 TN haben ihre Teilnahme vergessen
- 17 TN wurden über die Umfrage nicht informiert
- 1 TN war im Umfragezeitraum im Urlaub
- 1 TN ohne funktionierende Zugangsdaten

Die Anzahl der TN zur Vorher-Abfrage gliedern sich in 68,22 % männliche (88 von 129) und 31,01 % weibliche (40 von 129) TN auf. Ein TN (0,78 %) hat keine Angabe zum Geschlecht gemacht. Dabei waren die TN in den Altersspannen ≤ 20 Jahren einmal (0,78 %), 21–30 Jahre 24mal (18,60 %), 31–40 Jahre 46mal (35,66 %), 41–50 Jahre 35mal 27,13 %) und > 50 Jahre 21mal (16,38 %) vertreten. Zwei TN machten zum Alter keine Angabe (1,55 %). Der Mittelwert der Altersstruktur liegt bei 39,41 Jahre (STD = 9,23 Jahre) sowie der Median bei 39,00 Jahre.

Die Berufsqualifikationen (Mehrfachnennung möglich) verteilen sich auf acht TNA (5,67 %), 27 NA (19,15 %), 44 Mitarbeiter im RD (31,21 %), 13 Mitarbeiter der ILS (9,22 %) und 48 Mitarbeiter der Notaufnahmen (34,01 %). Ein TN machte keine Angabe zur Berufsqualifikation (0,71 %). Die Berufserfahrung der TN erstreckt sich dabei von < 2 Jahre in 18 Fällen (13,95 %), 2–5 Jahre in 35 Fällen (27,13 %), 6–10 Jahre in 28 Fällen (21,71 %), 11–20 Jahre in 33 Fällen (25,58 %), 21–30 Jahre in 14 Fällen (10,85 %) sowie > 30 Jahre in einem Fall (0,78 %). Die mittlere Berufserfahrung liegt somit bei 9,57 Jahren (STD = 8,11 Jahre) sowie bei 6,00 Jahren im Median.

Im RD arbeiteten dabei 36 TN in einer Vollzeitbeschäftigung (81,82 %) zwei TN in Teilzeit (4,54 %), drei TN in einer nebenamtlichen Tätigkeit (6,82 %) und drei TN arbeiten in einem ehrenamtlichen Verhältnis im RD (6,82 %). Davon arbeiteten 16 TN an Standorten, an denen kein NA stationiert ist (36,36 %) und 28 TN an Standorten mit NA (63,64 %).

Die deskriptive Beschreibung der TN zur Nachher-Abfrage gliedert sich wie folgt auf: von 122 TN waren 98 männlichen (80,32 %) und 24 TN weiblichen Geschlechts (19,67 %).

Die Altersspannen reichen von ≤ 20 Jahren ein einem Fall (0,82 %), 21–30 Jahre in 20 Fällen (16,39 %), 31–40 Jahre in 34 Fällen (27,87 %), 41–50 Jahre in 40 Fällen (32,79 %) und > 50 Jahre in 25 Fällen (20,49 %). Zwei TN machten zum Alter keine Angabe (1,65 %). Der Mittelwert der Altersstruktur liegt bei 41,45 Jahre (STD = 10,33 Jahre) sowie der Median bei 41,00 Jahre.

Die Berufsqualifikationen (ebenfalls Mehrfachnennungen möglich) sind bei der Nachher-Abfrage wie folgt verteilt: Es nahmen sieben TNA (5,30 %), 33 NA (25,00 %), 62 Mitarbeiter im RD (46,97 %), 16 Mitarbeiter der ILS (12,12 %) sowie 14 Mitarbeiter der Notaufnahmen (10,61 %) teil. Hinweis: Aufgrund der Möglichkeit einer Mehrfachauswahl bei Berufsqualifikation wurde bei der Auswertung zur Unterscheidung der Beruf beim jeweiligen Mitarbeiter gewählt, bei dem der Mitarbeiter ‚mit dem TNA in Kontakt tritt'. So wurden beispielsweise Ärzte, die in der Notaufnahme arbeiteten, den NA zugeordnet.

Die Berufserfahrung der TN erstreckt sich von < 2 Jahre in 8 Fällen (6,56 %), 2–5 Jahre in 26 Fällen (21,31 %), 6–10 Jahre in 30 Fällen (24,59 %), 11–20 Jahre in 34 Fällen (27,87 %), 21–30 Jahre in 19 Fällen (15,57 %) sowie > 30 Jahre in fünf Fällen (4,10 %). Die mittlere Berufserfahrung liegt somit bei 12,71 Jahren (STD = 9,36 Jahre) sowie bei 10,00 Jahren im Median.

Im RD arbeiteten dabei 55 TN in einer Vollzeitbeschäftigung (88,71 %) zwei TN in Teilzeit (3,23 %), drei TN in einer nebenamtlichen Tätigkeit (4,84 %) und zwei TN in einer ehrenamtlichen Beschäftigung (3,23 %). Davon arbeiteten 28 TN an Standorten, an denen kein NA stationiert ist (45,16 %) und 34 TN an Standorten mit NA (54,84 %). Hinweis: Aufgrund der nachfolgenden Auswertungen wurden die TN in ‚hauptamtlich' (Vollzeitbeschäftigung) und ‚nicht hauptamtlich' (Teilzeit, GfB[15] und Ehrenamt) zusammengefasst.

Die Parameter Berufsverteilung, Berufserfahrung, Geschlechterverteilung sowie Alter der TN unterscheiden sich zwischen der Vorher- und

15 GfB = geringfügige Beschäftigung

Nachher-Abfrage signifikant voneinander (Berufsverteilung; $\chi^2(4, N=250)=24{,}77$, $p<0{,}001$, $\varphi=0{,}32$; Berufserfahrung: $U=6237{,}0$, $Z=-2{,}842$, $p=0{,}004$, $r=0{,}18$; Geschlechterverteilung: $\chi^2(1, N=250)=4{,}40$, $p=0{,}036$, $\varphi=0{,}13$; Alter: $U=6751{,}5$, $Z=-1{,}548$, $p=0{,}122$, $r=0{,}10$).

Der Unterschied der Anstellungsverhältnisse sowie die Verteilung der MA an NA-Standorten zwischen den Abfragezeitpunkten ist nicht signifikant (Anstellung: $\chi^2(1, N=106)=1{,}01$, $p=0{,}316$, $\varphi=0{,}10$; NA-Standort, $\chi^2(1, N=106)=0{,}82$, $p=0{,}365$, $\varphi=0{,}09$).

4.2 Themenschwerpunkte Interviews

Neben der Zuordnung der Paraphrasen in die entsprechenden Kategorien der qualitativen Inhaltsanalyse (siehe 3.3.2) konnten die Inhalte der Interviews verschiedenen thematischen Inhalten zugeordnet und die Aussagehäufigkeit ausgewertet werden. In Tab. 8 werden die Aussagen aus den Interviews, die vor dem Pilotprojekt stattgefunden haben, dargestellt.

Anzahl	**Themengebiet:**	**Aussage:**	**Nennung durch:**
5	Technik	Zweifel an der Zuverlässigkeit und Funktionalität der verbauten Technik	TNA 1x, NA 2x, RD 2x,
1	Technik	MA fühlt sich nicht ausreichend gut geschult	RD 1x
1	Technik	MA fühlt sich ausreichend gut geschult	TNA 1x
2	Delegation	Delegation abhängig von RD-Besatzung	TNA 2x
1	Delegation	Zweifel an rechtlicher Situation der Delegation	NA 1x
1	Delegation	Rechtliche Entlastung für RD durch Delegation	RD 1x
1	Kompetenzen des RD	Kompetenzen des RD sind differenziert zu betrachten	NotAufn 1x
2	Kompetenzen des RD	Bisher keine Probleme oder Misstrauen dem RD-Personal gegenüber	NA 1x, NotAufn 1x
4	Entlastung/ Unterstützung	Entlastung durch TNA in Bezug auf Einsatzzahlen	TNA 2x, ILS 1x, NotAufn 1x
5	Entlastung/ Unterstützung	TNA als generelle Unterstützung für den RD als Backgroundsystem sowie zur Unterstützung für weniger erfahrene Kollegen	TNA 1x, NA 1x, RD 1x, ILS 1x, NotAufn 1x
1	Entlastung/ Unterstützung	TNA als Hilfe bei seltenen Notfällen	NA 1x

Anzahl	Themengebiet:	Aussage:	Nennung durch:
5	Entlastung/ Unterstützung	Generelle Unterstützungsmöglichkeiten wie Giftnotruf oder Handyapps werden genutzt	TNA 2x, NA 2x, RD 1x
2	Entlastung/ Unterstützung	Bisher keine persönliche Unterstützungsmöglichkeiten in Anspruch genommen bzw. Handyapps genutzt	NA 1x, RD 1x
4	Entlastung/ Unterstützung	TNA als Unterstützung für Zeiträume mit geringer NA-Verfügbarkeit bzw. Möglichkeit zur kompletten Übernahme von Einsätzen	TNA 1x, NA 1x, RD 1x, ILS 1x
4	Einsparung	TNA soll physikalische NA einsparen	TNA 1x, NA 2x*[16], ILS 1x
1	Einsparung	NA könnten TNA-System ausnutzen um schneller verfügbar zu werden	TNA 1x
3	Negative Stimmung	Vorherrschende ‚negative Stimmung' bei NA durch Einspargedanke	RD 2x, ILS 1x
1	Weiterbehandlung im Krankenhaus (KH)	Verbesserung der Weiterbehandlung im KH durch TNA	NA 1x, NotAufn 1x
3	Weiterbehandlung im KH	Keine Verbesserung der Weiterbehandlung im KH durch TNA	TNA 2x, RD 1x
1	Weiterbehandlung im KH	Unschlüssig der Verbesserung der Weiterbehandlung im KH	NotAufn 1x
2	Übergabe im KH	Kein Unterschied ob Übergabe im KH ohne oder mit NA erfolgt	RD 1x, NotAufn 1x
2	Übergabe im KH	Unterschied ob Übergabe im KH ohne oder mit NA erfolgt	NotAufn 1x*
1	Übergabe im KH	Übergabe mit TNA könnte Probleme bereiten	RD 1x
4	Fernbehandlung	Möglicher Vorteil bzw. kein Nachteil Beurteilung des Patienten aus der Ferne	TNA 2x, NA 1x, RD 1x
9	Fernbehandlung	Fehlende Eindrücke bzw. fehlendes Bauchgefühl als Problem der Fernbehandlung	TNA 2x, NA 3x*, RD 3x*, NotAufn 1x
1	Fernbehandlung	Fernbehandlung hat keinen Einfluss auf Einsatzhektik	NA 1x
1	Arbeitsweise/ Arbeitsablauf	TNA wird Arbeitsweise von NA nicht verändern	NA 1x
13	Arbeitsweise/ Arbeitsablauf	Veränderungen der Transportwege und -zeiten, Dokumentation sowie Arbeitsalltag in der ILS wurde angegeben	TNA 2x, NA 2x*, RD 4x*, ILS 4x*, NotAufn 1x

16 *= Aussagen durch Mitarbeiter teilweise mehrmals getätigt

Anzahl	Themengebiet:	Aussage:	Nennung durch:
11	Präklinische Versorgung	Veränderung der präklinischen Versorgung durch schnellere Delegation von Maßnahmen bzw. Absicherung für den RD	TNA 2, NA 2x*, RD 3x*, ILS 1x, NotAufn 3x*
2	Präklinische Versorgung	Keine Veränderung der präklinschen Versorgung durch TNA	NA 1x, RD 1x
3	Präklinische Versorgung	Therapiefreies ärztliches Intervall kann verkürzt werden	ILS 1x, NotAufn 2x
1	Dispositons-verhalten	Dispositionsverhalten der ILS wird sich nicht verändert	ILS 1x
1	Dispositons-verhalten	TNA könnte als Berater für ILS fungieren	ILS 1x
4	Überwachung	Überwachungsgedanke der MA vorhanden	NA 2x, RD 1x, ILS 1x
1	Bewegungsfreiheit	Kamera im RTW schränkt Bewegungsfreiheit des Personals ein	RD 1x
3	Meinungs-verschiedenheiten	Meinungsverschiedenheiten zwischen TNA und NA sind möglich	TNA 1x, RD 2x*
1	Meinungs-verschiedenheiten	Meinungsverschiedenheiten zwischen TNA und NA werden nicht erwartet	RD 1x
2	Einflussnahme	TNA könnte Einfluss auf NA nehmen	NA 1x*
3	Supervision	TNA hat bei Streitigkeiten zwischen RD und NA keinen Nutzen	TNA 1x, NA 1x, RD 1x
4	Informationsstand	Guter Informationsstand über das TNA-System	TNA 1x, NA 1x, RD 1x, ILS 1x
5	Informationsstand	Schlechter Informationsstand über das TNA-System	NA 1x, RD 1x, ILS 1x, NotAufn 2x
3	Kompetenz TNA	Eingeschränkte Einschätzung der Kompetenzen der TNA möglich	NA 1x, RD 1x, ILS 1x
1	Kompetenz TNA	Keine Kompetenzprobleme bei TNA	NA 1x
1	Kompetenz TNA	Kompetenz der TNA personenabhängig	NA 1x
1	Einsatzduplizität	Informationsdefizit bei TNA wenn mehrere RTWs zu betreuen	NA 1x

Tab. 8: Übersicht Nennung Aussagen

4.3 Ergebnisse

In diesem Kapitel werden die zur Diskussion stehenden Ergebnisse dargestellt und behandelt.

4.3.1 Hypothese 1: Die Wahrnehmung der Arbeitsbelastung ist nach dem Pilotprojekt gesunken

Nachfolgende Tab.n und Diagramme stellen die erhobenen Werte aus dem Teil „Arbeits- und Berufsbelastung" des Fragebogens von Weyer und Hodapp (wie in Kapitel 3.3.3 beschrieben) dar.

Berufsgruppe	MRvorher	MR nachher	U[17]	Z[18]	r[19]	p[20]
RD	48,53	57,02	1145,5	-1,413	0,14	0,158
NA	30,01	29,97	431,0	-0,016	0,00	0,988
TNA	7,81	8,21	26,5	-0,176	0,05	0,867

Tab. 9: Zusammenfassung Ergebnisse MWU-Test Arbeitsbelastung

Der Vorher-Nachher-Vergleich (siehe Tab. 9) der Variable ‚Arbeitsbelastung' ergab über alle Berufsgruppen hinweg (Mitarbeiter im RD, NA sowie TNA) keine signifikanten Unterschiede.

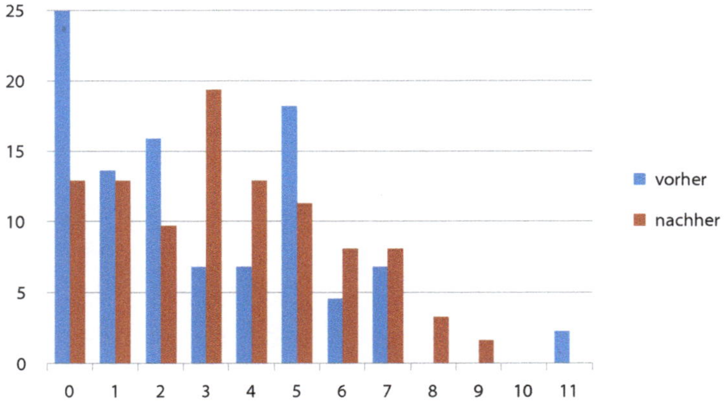

Abb. 10: Übersicht Ergebnisse Arbeitsbelastung RD

17 U = U-Wert aus MWU-Test
18 Z = Z-Wert aus MWU-Test
19 r = Effektstärke
20 p = Signifikanz

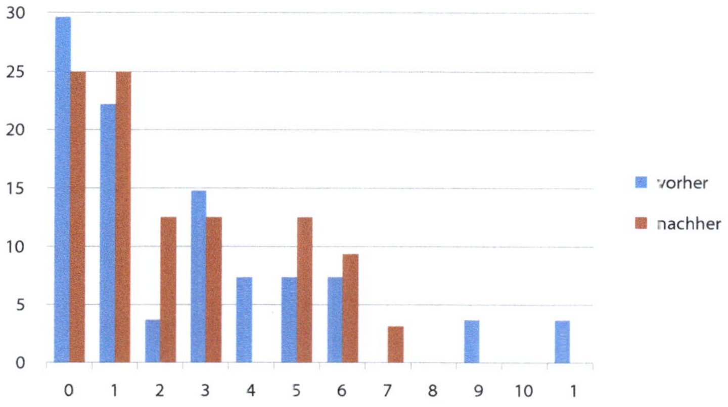

Abb. 11: Übersicht Ergebnisse Arbeitsbelastung NA

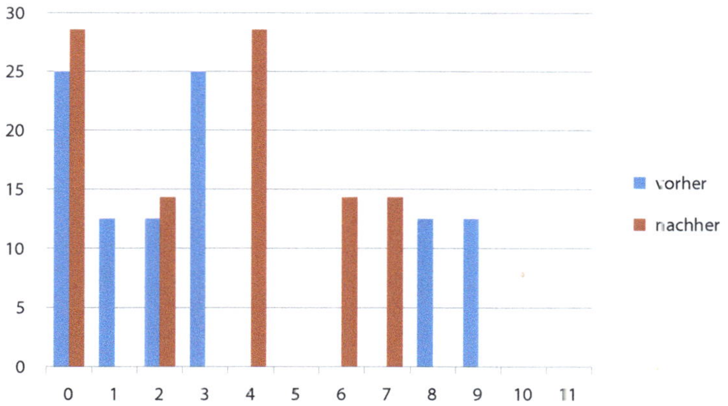

Abb. 12: Übersicht Ergebnisse Arbeitsbelastung TNA

Die Abb.en 10, 11 und 12 zeigen die Übersichten der Ergebnisse (0 = minimaler Wert bis 11 = maximaler Wert) aus der Skala ‚Arbeitsbelastung'. Hier ist zum einen graphisch zu erkennen als auch analytisch berechenbar, dass bei den Mitarbeitern im RD sowohl vor als auch nach dem Projekt keine Normalverteilung sowie eine Linksverschiebung der Ergebnisse vorliegt. Nimmt man den Mittelwert der möglichen Werte der Skala als Bewertungsgrundlage (5,5; Wert < 5,5 = keine Zustimmung, Wert > 5,5 = Zustimmung) so gaben ca. 14 % (Werte 6 bis 11) vor und ca. 21 % nach dem Pilotprojekt an, belastet bei der Arbeit zu sein.

Bei den NA ist ähnlich wie bei den Mitarbeitern im RD sowohl vor als auch nach dem Pilotprojekt keine Normalverteilung sowie eine Linksverschiebung zu erkennen. Die Bewertung (siehe oben) ist bei den NA bei ca. 15 % (vorher) sowie 13 % (nachher).

Aufgrund der geringen TN-Zahl bei den TN in Bezug auf die MA im TNA-Dienst wurde auf die Bewertung und Berechnung der Normalverteilung verzichtet. Es ist nicht davon auszugehen, dass eine Normalverteilung vorliegt. Die TNA fühlen sich vor dem Projekt zu 25 % sowie zu 29 % nach dem Projekt belastet.

Die Tab.n 10 und 11 zeigen die Übersichten der prozentualen Verteilung der abgegebenen Antworten aus dem Fragebogenteil „Arbeits- und Berufsbelastung" des Fragebogens von Weyer und Hodapp (127) und die entsprechenden Signifikanzen. Hier nicht erwähnte Abfragewerte sind nicht mit aufgeführt bzw. dargestellt.

	RD					NA				
	vorher	in %	nachher	in %	p	vorher	in %	nachher	in %	p
Abends nach der Arbeit bin ich erschöpft.	26	59,09	43	69,35	0,275	11	40,74	14	43,75	0,816
Ich fühle mich oft etwas abgehetzt bei der Arbeit.	16	36,36	35	56,45	0,041	8	29,63	7	21,88	0,558
Ich arbeite unter starkem Zeitdruck.	15	34,09	22	35,48	0,882	12	44,44	9	28,13	0,276
Manchmal fühle ich mich den Anforderungen, die die Arbeit an mich stellt, nicht gewachsen.	4	9,09	7	11,29	0,714	6	22,22	4	12,50	0,488[b]
Anzahl TN	44		62			27		32		

Tab. 10: Übersicht prozentuale Beantwortung Arbeitsbelastung RD und NA
b = Signifkanz nach Fischer (zweiseitig)

	TNA				
	vorher	in %	nachher	in %	p
Man wird vom Berufsleben doch ziemlich mitgenommen.	4	50,00	4	57,14	1,000[b]
Ich arbeite unter starkem Zeitdruck.	4	50,00	2	28,57	0,608[b]
Anzahl TN	8		7		

Tab. 11: Übersicht prozentuale Beantwortung Arbeitsbelastung TNA
b = Signifkanz nach Fischer (zweiseitig)

Nach dem Pilotprojekt geben ca. 70 % der Mitarbeiter des RD an, nach der Arbeit erschöpft zu sei. Dies ist eine Steigerung von ca. 10 % gegenüber dem Zeitraum vor dem Pilotprojekt. Der Unterschied ist nicht signifikant ($p = 0{,}275$). Weiterhin fühlen sich nach dem Pilotprojekt ca. 56 % der Mitarbeiter des RD bei der Arbeit abgehetzt. Vor dem Testzeitraum gaben dies ca. 36 % an. Ergo ergibt sich eine Steigerung von 20 %. Dieser Unterschied ist signifikant und weist einen schwachen Effekt auf ($p = 0{,}041$, $\varphi = 0{,}20$).

Diese Entwicklungen lassen sich dagegen bei den NA nicht feststellen. Von den NA fühlen sich ca. 8 % weniger nach dem Projekt abgehetzt (vorher: ca. 30 %, nachher: ca. 22 %). Weiter ist bei den Mitarbeitern im NA-Dienst zu erkennen, dass auch die Abfrage „Ich arbeite unter starkem Zeitdruck“ merklich rückläufig ist. So sind nach dem Projekt ca. 28 % der Meinung, dass sie unter starkem Zeitdruck arbeiten. Vor dem Projekt waren dies ca. 44 %. Ebenfalls auffallend ist die Tatsache, dass sich vor dem Pilotprojekt ca. 22 % der NA den Anforderungen, die die Arbeit an sie stellt, nicht gewachsen fühlen. Nach dem Projekt empfanden dies ca. 13 %. Die drei genannten Unterschiede sind nicht signifikant.

Die Mitarbeiter des TNA-Dienstes dagegen zeigen Belastungsquoten, die nicht zu vernachlässigen sind. In den einzelnen Items werden teilweise bis zu 50 % und mehr erreicht. Als Beispiele dafür können folgende Aussagen genannt werden: „Man wird vom Berufsleben doch ziemlich mitgenommen“ oder „ich arbeite unter starkem Zeitdruck“. Aufgrund der nahezu übereinstimmenden Antworten und geringen TN-Zahl wird an dieser Stelle auf die genaue Ergebnisbeschreibung verzichtet.

65,9 % der Mitarbeiter im Rettungsdienst und 22,2 % der NA stimmten dem Item „Der Telenotarzt wird mich bei meiner Arbeit entlasten“ vor dem Pilotprojekt zu. Nach dem Pilotprojekt blieb die Zustimmung bei den Mitarbeitern im RD nahezu unverändert bei 66,1 %. Die Zustimmung der NA verringerte sich auf 15,7 % (Abb. 13). Der Vorher-Nachher-Vergleich ergab über beide Berufsgruppen hinweg keine signifikanten Unterschiede (Tab. 12).

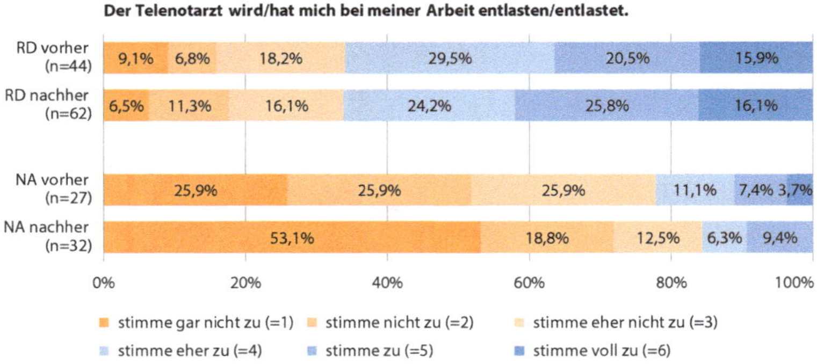

Abb. 13: Entlastung durch TNA im Vorher-Nachher-Vergleich

Berufsgruppe	MR vorher	MR nachher	U	Z	r	p
RD	52,29	54,15	1324,0	-0,262	0,03	0,793
NA	34,43	26,27	312,5	-1,901	0,25	0,057

Tab. 12: Übersicht Ergebnisse MWU-Test Entlastung durch TNA

Die rechtliche Absicherung der Maßnahmen empfinden vor dem Pilotprojekt 84,1 % der Mitarbeiter im RD als entlastend. Nach dem Projekt verringerte sich Zustimmung auf 82,5 % (Abb. 14). Der Vorher-Nachher-Vergleich ergab für die Mitarbeiter im RD keinen signifikanten Unterschied (Tab. 13).

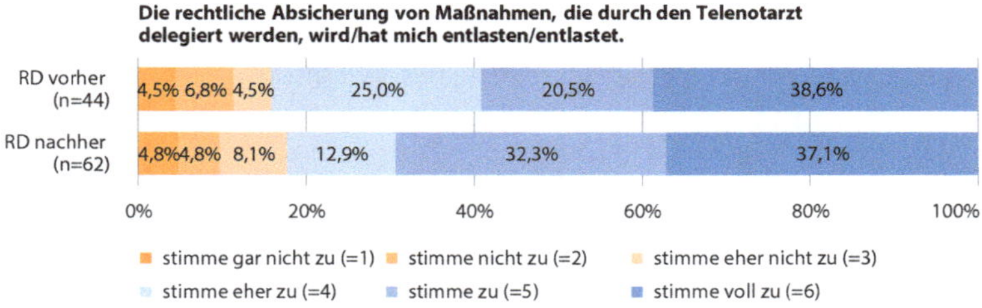

Abb. 14: Übersicht Ergebnisse Entlastung durch rechtliche Absicherung im Vorher-Nachher-Vergleich

Berufsgruppe	MR vorher	MR nachher	U	Z	r	p
RD	52,45	54,24	1318,0	-0,308	0,03	0,758

Tab. 13: Übersicht Ergebnisse MWU-Test Entlastung durch rechtliche Absicherung

Vor dem Pilotprojekt stimmten 38,6 % der Mitarbeiter im RD sowie 40,7 % der NA der Abfrage „Der neue Arbeitsablauf/Prozess wird mich belasten" zu. Nach dem Pilotprojekt verringerte sich die Zustimmung auf eine Belastung durch den neuen Arbeitsablauf bei den RD-Mitarbeitern auf 21 %. Bei den NA blieb die Zustimmung unverändert bei 40,7 %. Die Zustimmung der Gesamtheit der Befragten verringerte sich von 39,5 % hin zu 27,6 % (Abb. 15). Der Vorher-Nachher-Vergleich ergab über beide Berufsgruppen hinweg keine signifikanten Unterschiede (Tab. 14).

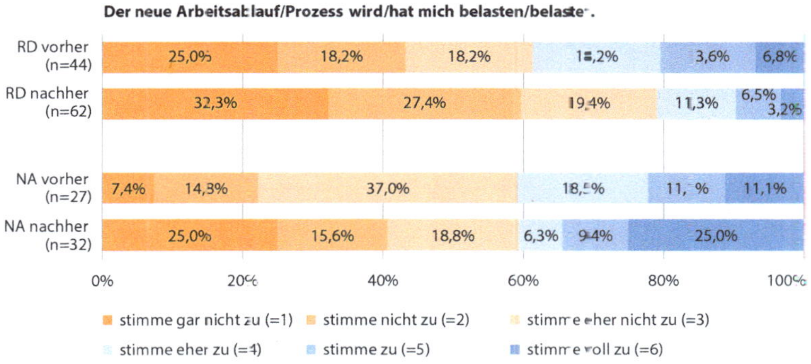

Abb. 15: Übersicht Ergebnisse Belastung durch neuen Arbeitsablauf im Vorher-Nachher-Vergleich

Berufsgruppe	MR vorher	MR nachher	U	Z	r	p
RD	59,61	49,16	1095,0	-1,768	0,17	0,077
NA	31,09	29,08	402,5	-0,457	0,06	0,647

Tab. 14: Übersicht Ergebnisse MWU-Test Belastung durch neuen Arbeitsablauf

Es stimmten 47,7 % der Mitarbeiter des RD, 81,4 % der NA sowie 37,5 % der TNA vor dem Projekt nicht zu, dass sie der Technik und der Funktionalität vollumfänglich vertrauen. Nach dem Projekt erhöhte sich dieser Wert bei den RD-Mitarbeitern auf 54,9 % sowie bei den NA auf 84,9 %. Bei den TNA verringerte sich der Wert der Nichtzustimmung auf 28,6 % (Abb. 16). Der Vorher-Nachher-Vergleich ergab über alle drei Berufsgruppen hinweg keine signifikanten Unterschiede (Tab. 15).

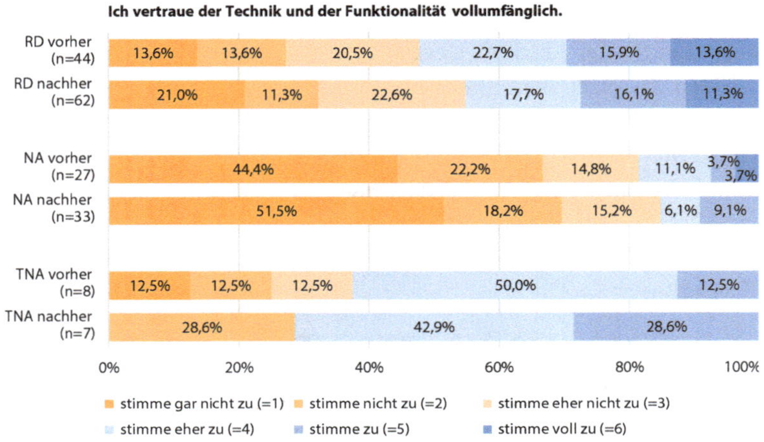

Abb. 16: Übersicht Ergebnisse Vertrauen neue Technik im Vorher-Nachher-Vergleich

Berufsgruppe	**MR vorher**	**MR nachher**	**U**	**Z**	**r**	**p**
RD	56,07	51,68	1251,0	-0,736	0,07	0,462
NA	31,61	29,59	415,5	-0,477	0,06	0,634
TNA	7,38	8,71	23,0	-0,616	0,613	0,539

Tab. 15: Übersicht Ergebnisse MWU-Test Vertrauen neue Technik

Vor dem Pilotprojekt gaben 41 % der TN des RD an, dass die Netzabdeckung schlecht ist bzw. Verbindungsprobleme zu befürchten seien. Dieser Wert war nach dem Projekt nahezu unverändert (39 %). Weiterhin gaben in der Nachher-Abfrage 18 % der RD-Mitarbeiter an, dass die Technik nicht ausgereift oder die Bedienung umständlich sei. Bei den Mitarbeitern im NA-Dienst fällt die Einschätzung der Verbindungsproblematiken höher aus. So haben vor dem Projekt ca. 48 % der TN und nach dem Projektzeitraum ca. 67 % Befürchtungen gegenüber der Netzabdeckung/Verbindungsprobleme (Tab. 16 und 17).

Inhalt	**RD (n=44)**	**NA (n=27)**	**TNA (n=8)**
Netzabdeckung/Verbindungsprobleme	18	13	2
Technische Handhabung System	0	0	1
Qualität Bodycam (Bildqualität, etc.)	1	1	1
Bedienung Bodycam	1	1	0

Inhalt	**RD (n=44)**	**NA (n=27)**	**TNA (n=8)**
Limitierende Kommunikation/Sprachqualität	5	1	0
Systemausfall (System oder Teile davon)	5	3	0
Fehlende Abstimmung der jeweiligen Hersteller	2	0	0
Doppelte Technik (z.B. zweimal Pulsoxy)	0	1	0
Zeitverzögerung bei Datenübertragung	1	2	0
Akkulaufzeiten der Bodycam	3	0	0

Tab. 16: Übersicht Antworten Vertrauen neue Technik vorher

Tab. 17 zeigt die Aufzählung der inhaltlich zusammengefassten Antworten nach dem Pilotprojekt. Hier lässt sich ein ähnliches Bild wie vor dem Pilotprojekt feststellen. Neben den bereits erwähnten Verbindungsproblematiken bemängeln 14 % der TN die Funktionalität der Technik als ‚nicht ausgereift‘ oder ‚umständlich‘. Ebenso sei hier erwähnt, dass die Verzögerungen bei der Kommunikation auch nach dem Projekt bei den TN negativ auffällt. Etwas mehr als die Hälfte (ca. 56 %) der Mitarbeiter im RD gaben nach dem Pilotprojekt an, dass sie den TNA wahrscheinlich häufiger kontaktiert hätten, wenn die Technik zuverlässiger gewesen wäre. Bei den NA waren 12,5 % der Meinung, dass sie den TNA häufiger kontaktiert hätten.

Inhalt	**RD (n=62)**	**NA (n=33)**	**TNA (n=7)**
Netzabdeckung/Verbindungsprobleme	29	22	2
Funktionalität Technik unzureichend/umständlich/ nicht ausgereift	12	2	0
Ablenkung durch Bedienung Technik/Bodycam	2	1	0
Zu lange Verbindungsdauer bzw. Verbindungsaufbau	2	4	0
Starke Verzögerungen bei der Übertragung/ Kommunikationsprobleme	5	3	1
Systemausfall (System oder Teile davon)	3	1	0
Technikkomponenten nicht kompatibel	1	0	0
Akkulaufzeit der Bodycam	2	0	0

Tab. 17: Übersicht Antworten Vertrauen neue Technik nachher

Die Mitarbeiter im RD stimmten der Abfrage, ob sie bei zuverlässigerer Technik den TNA öfter kontaktiert hätten, zu 56,4 % zu. Die NA hingegen zu 12,5 % (Abb. 17).

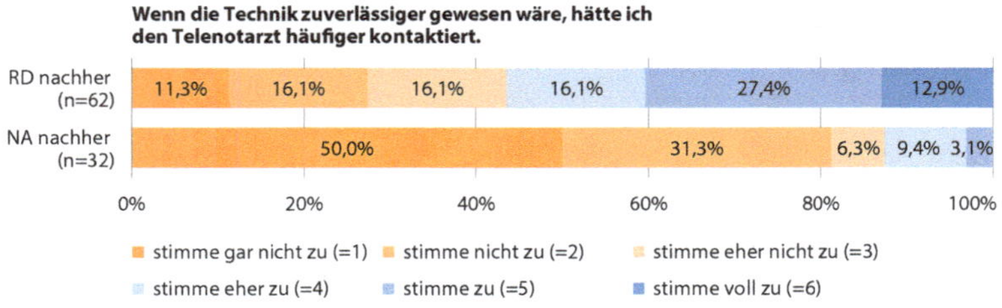

Abb. 17: Übersicht Ergebnisse Zuverlässigkeit neue Technik nachher (eigene Darstellung; nach (11))

4.3.2 Hypothese 2: Nach dem Pilotprojekt ist die Mitarbeiterzufriedenheit gestiegen.

Nachfolgende Tab.n und Diagramme stellen die ermittelten Werte aus dem Teil „Arbeits- und Berufszufriedenheit" des Fragebogens von Weyer und Hodapp (wie in Kapitel 3.3.3 beschrieben) dar.

Der Vorher-Nachher-Vergleich (Tab. 18) der Variable ‚Arbeitszufriedenheit' ergab über alle Berufsgruppen hinweg keine signifikanten Unterschiede.

Berufsgruppe	MR vorher	MR nachher	U	Z	r	p
RD	58,42	50,01	1147,5	-1,483	0,14	0,138
NA	29,33	30,56	414,0	-0,317	0,04	0,751
TNA	7,38	8,71	23,0	-0,747	0,19	0,455

Tab. 18: Übersicht Ergebnisse MWU-Test Arbeitszufriedenheit

Die Abb.en 18, 19 und 20 zeigen die Übersichten der Ergebnisse (0 = minimaler Wert bis 9 = maximaler Wert) der Skala ‚Arbeitszufriedenheit'. Hier ist zum einen graphisch zu erkennen als auch analytisch berechenbar, dass bei den Mitarbeitern im RD sowohl vor als auch nach dem Projekt keine Normalverteilung sowie eine Rechtsverschiebung der Ergebnisse vorliegt. Nimmt man den Mittelwert der möglichen Werte der Skala als Bewertungsgrundlage (4,5; Wert < 4,5=keine Zustimmung, Wert > 4,5=Zustimmung), so gaben ca. 93 % (Werte 5 bis 9) vor und ca. 94 % nach dem Pilotprojekt an, zufrieden bei der Arbeit zu sein.

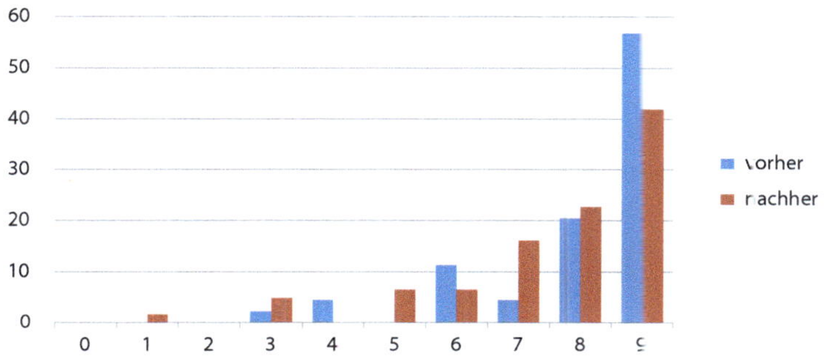

Abb. 18: Übersicht Ergebnisse Arbeitszufriedenheit RD

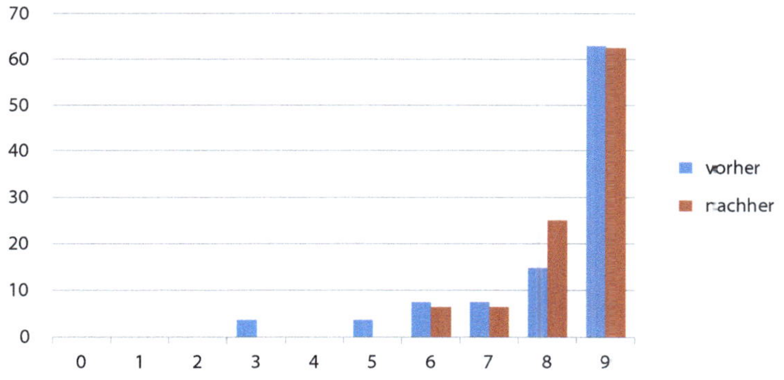

Abb. 19: Übersicht Ergebnisse Arbeitszufriedenheit NA

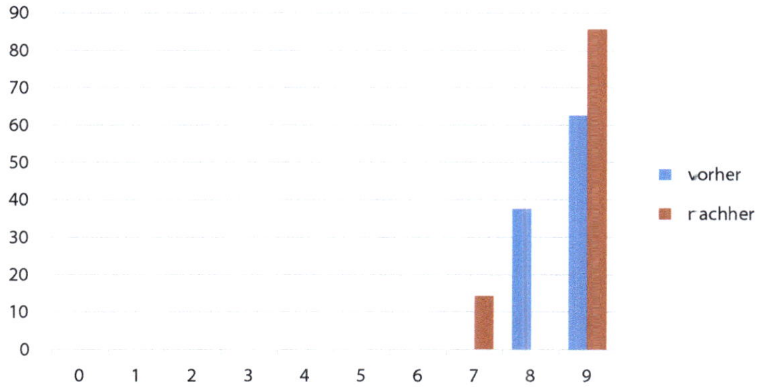

Abb. 20: Übersicht Ergebnisse Arbeitszufriedenheit TNA

Bei den NA ist, ähnlich den Mitarbeitern im RD, sowohl vor als auch nach dem Pilotprojekt keine Normalverteilung sowie eine Rechtsverschiebung zu erkennen. Die Bewertung (siehe oben) liegt bei den NA bei ca. 97 % sowie bei voller Zustimmung (100 %).

Aufgrund der geringen TN-Zahl bei den Mitarbeitern aus dem TNA-Dienst wurde auf die Bewertung und Berechnung der Normalverteilung verzichtet. Es ist nicht davon auszugehen, dass eine Normalverteilung vorliegt. Die TNA fühlen sich vor als auch nach dem Projekt zu 100 % zufrieden.

Tab. 19 zeigt die Übersichten der prozentualen Verteilung der abgegebenen Antworten aus dem Fragebogenteil „Arbeits- und Berufszufriedenheit" des Fragebogens von Weyer und Hodapp (127) und die entsprechenden Signifikanzen.

	RD					NA				
	vorher	in %	nachher	in %	p	vorher	in %	nachher	in %	p
Ich glaube, dass ich mit meiner Arbeit zufriedener bin als andere.	37	84,09	42	67,74	0,057	22	81,48	27	84,38	1,000[b]
Wenn ich könnte, würde ich gerne den Beruf wechseln (recodiert).	38	86,36	51	82,26	0,570	23	85,19	32	100,00	0,039[b]
Meistens gehe ich gerne zur Arbeit.	44	100,00	57	91,94	0,075[b]	27	100,00	32	100,00	1,000
Mit meiner derzeitigen Arbeit bin ich ganz zufrieden.	37	84,09	54	87,10	0,662	23	85,19	30	93,75	0,398[b]
Anzahl TN	44		62			27		32		

Tab. 19: Übersicht prozentuale Beantwortung Arbeitszufriedenheit RD und NA
b = Signifkanz nach Fischer (zweiseitig)

Es lässt sich feststellen, dass ca. 8 % weniger Mitarbeiter des RD nach dem Pilotprojekt „gerne zur Arbeit gehen". Ebenso auffallend ist die Abnahme von ca. 16 % beim Item „Ich glaube, dass ich mit meiner Arbeit zufriedener bin als andere" bei den RD-Mitarbeitern. Beide Unterschiede sind nicht signifikant. Hier nicht erwähnte Abfragewerte sind nicht dargestellt.

Bei den Mitarbeitern des NA-Dienstes ist auffallend, dass nach dem Pilotprojekt niemand mehr gerne seinen Beruf wechseln wollen würde. Vor dem Pilotprojekt gaben es noch ca. 15 % der befragten NA an. Dieser Unterschied ist signifikant. Es ist ein schwacher Effekt festzustellen.

Weiterhin ist eine Steigerung von ca. 9 % bei den NA, welche nach dem Pilotprojekt mit ihrer Arbeit „ganz zufrieden" sind, zu verzeichnen. Der Unterschied ist nicht signifikant.

Die Mitarbeiter des TNA-Dienstes zeigen generell hohe Quoten der Zufriedenheit. Aufgrund der nahezu übereinstimmenden Antworten und geringen TN-Zahl lassen sich nur bedingt belastbare Signifikanzen berechnen (153). Aus diesem Grund wird an dieser Stelle darauf verzichtet.

Die Ergebnisse und Übersichten, welche zur Diskussion der Hypothese 2 herangezogen werden, sind nachfolgend dargestellt.

97,8 % der Mitarbeiter im RD stimmten vor dem Pilotprojekt zu, dass sie ihr erlerntes Wissen vollumfänglich im RD einbringen können. Nach dem Projekt verringerte sich dieser Wert auf 90,4 % (Abb. 21). Der Vorher-Nachher-Vergleich ergab für die Mitarbeiter im RD keinen signifikanten Unterschied (Tab. 20).

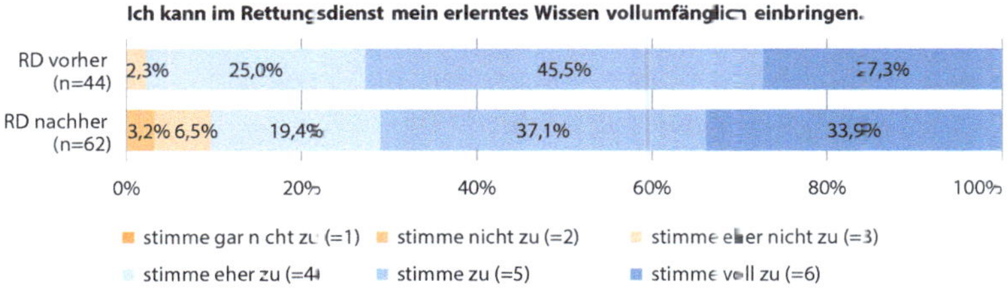

Abb. 21: Übersicht Ergebnisse Einbringen von Wissen im Vorher-Nachher-Vergleich (eigene Darstellung; nach (11))

Berufsgruppe	MR vorher	MR nachher	U	Z	r	p
RD	53,05	53,82	1344,0	-0,136	0,01	0,892

Tab. 20: Übersicht Ergebnisse MWU-Test Einbringen von Wissen

Vor dem Pilotprojekt stimmten 79,6 % der Mitarbeiter im RD der Frage zu, ob sich durch das TNA-System für sie die Möglichkeit ergibt, sich medizinisch weiterentwickeln. Nach dem Projekt fanden 66,2 % Zustimmung (Abb. 22). Der Vorher-Nachher-Vergleich ergab für die Mitarbeiter im RD keinen signifikanten Unterschied (Tab. 21).

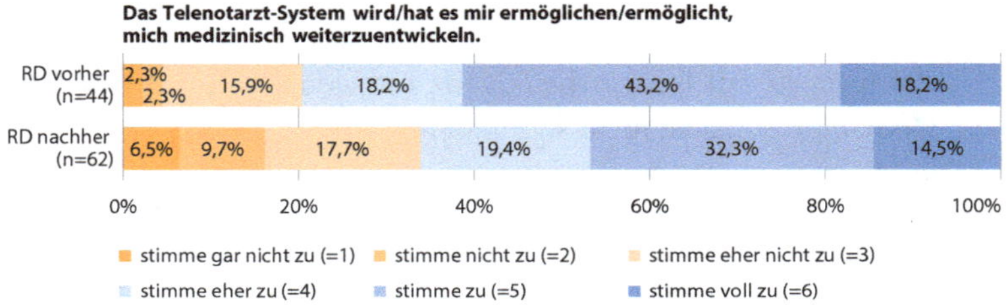

Abb. 22: Übersicht Ergebnisse medizinische Weiterentwicklung RD im Vorher-Nachher-Vergleich (eigene Darstellung; nach (11))

Berufsgruppe	MR vorher	MR nachher	U	Z	r	p
RD	59,10	49,52	1117,5	-1,635	0,16	0,102

Tab. 21: Übersicht Ergebnisse MWU-Test medizinische Weiterentwicklung RD

Vor dem Pilotprojekt stimmten 62,5 % der TNA der Frage zu, dass es für sie keinen Unterschied in der Diagnosefindung darstellt, ob sie vor Ort oder am TNA-Arbeitsplatz sind. Nach dem Projekt fanden 71,5 % Zustimmung (Abb. 23). Der Vorher-Nachher-Vergleich ergab für die TNA keinen signifikanten Unterschied (Tab. 22).

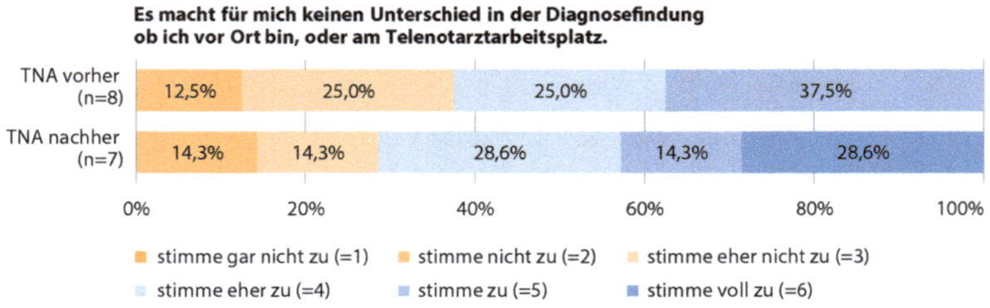

Abb. 23: Übersicht Ergebnisse Unterschied Diagnosefindung TNA vor Ort im Vorher-Nachher-Vergleich

Berufsgruppe	MR vorher	MR nachher	U	Z	r	p
TNA	7,38	8,71	23,00	-0,593	0,15	0,613

Tab. 22: Übersicht Ergebnisse MWU-Test Unterschied Diagnosefindung TNA vor Ort

Nach dem Pilotprojekt fanden 100 % der TNA Zustimmung darüber, dass ihre Arbeit als TNA wertgeschätzt wird (Abb. 24).

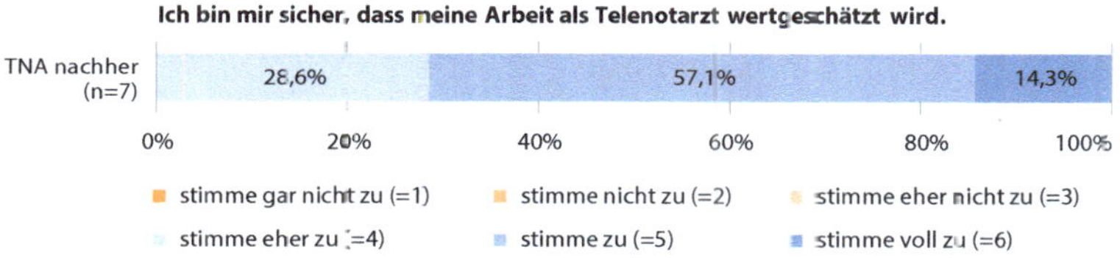

Abb. 24: Übersicht Ergebnisse Wertschätzung TNA nachher

4.3.3 Hypothese 3: Die Wahrnehmung der Mitarbeiter in der Qualität der Patientenversorgung hat sich verbessert.

Nachfolgende Tab.n und Diagramme stellen die erhobenen Werte der Skala ‚Patientenversorgung' (wie in Kapitel 3.3.3 beschrieben) dar.

Der Vorher-Nachher-Vergleich der Variable ‚Patientenversorgung' ergab über alle Berufsgruppen hinweg keine signifikanten Unterschiede (Tab. 23).

Berufsgruppe	MR vorher	MR nachher	U	Z	r	p
RD	54,44	52,83	1322,5	-0,267	0,03	0,790
NA	31,37	29,79	422,0	-0,350	0,05	0,726
TNA	7,94	8,07	27,5	-0,058	0,01	0,955

Tab. 23: Übersicht Ergebnisse MWU-Test Patientenversorgung (11)

Die Abb.en 25, 26 und 27 zeigen die Übersichten der Ergebnisse (1 = stimme gar nicht zu bis 6 = stimme voll zu) aus der Skala ‚Patientenversorgung'. Hier ist zum einen graphisch zu erkennen als auch analytisch berechenbar, dass bei den Mitarbeitern im RD sowohl vor als auch nach dem Projekt eine Normalverteilung sowie eine leichte Rechtsverschiebung der Ergebnisse vorliegt. Dabei stimmen ca. 80 % vor und ca. 74 % der Mitarbeiter im RD nach dem Pilotprojekt zu, dass sich die Patientenversorgung verbessern wird.

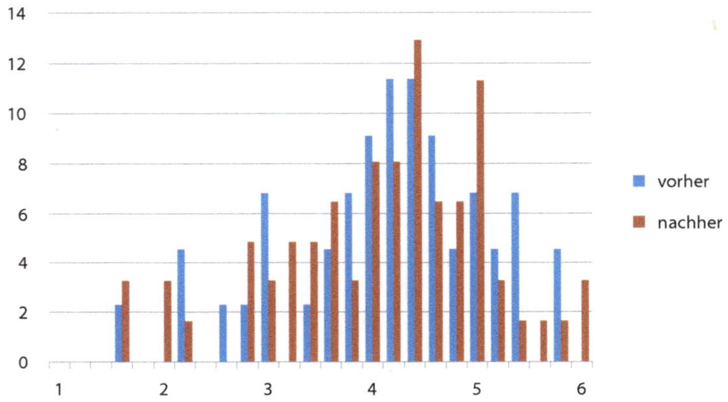

Abb. 25: Übersicht Ergebnisse Patientenversorgung RD

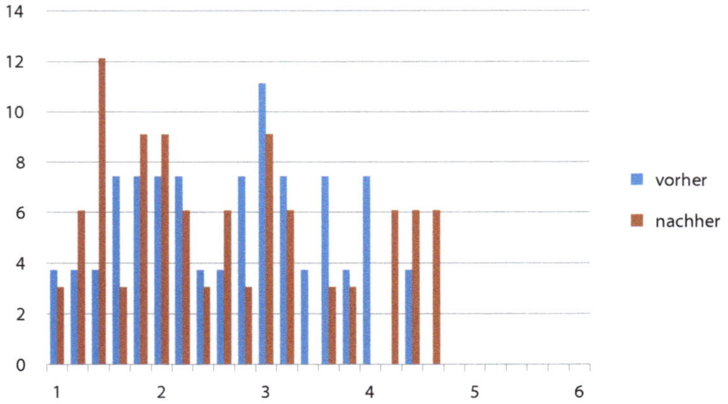

Abb. 26: Übersicht Ergebnisse Patientenversorgung NA

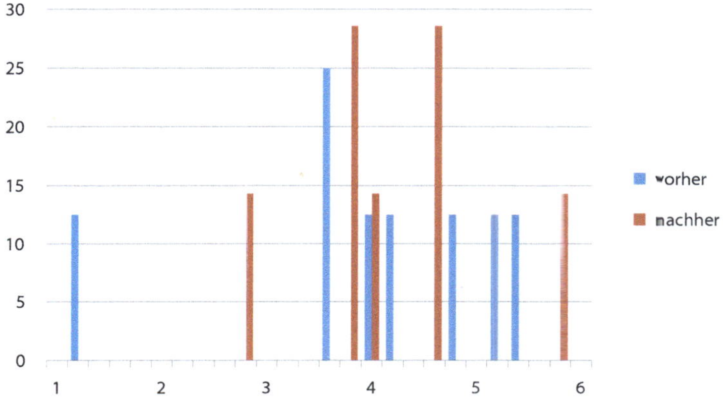

Abb. 27: Übersicht Ergebnisse Patientenversorgung TNA

Bei den NA ist vor dem Pilotprojekt eine Normalverteilung zu erkennen. Nach dem Pilotprojekt ist dagegen keine Normalverteilung mehr sowie eine Linksverschiebung der Ergebnisse festzustellen. Die Zustimmung der NA liegt vor dem Pilotprojekt bei ca. 22 % sowie bei ca. 24 % nach dem Projekt.

Aufgrund der geringen TN-Zahl bei den Mitarbeitern aus dem TNA-Dienst wurde auf die Bewertung und Berechnung der Normalverteilung verzichtet. Es ist nicht davon auszugehen, dass eine Normalverteilung vorliegt. Vor dem Projekt stimmten ca. 83 % der TNA einer Verbesserung zu. Nach dem Projekt lag die Zustimmung bei ca. 86 %.

Die Zustimmung, ob es für den TNA ein Vorteil ist den Einsatz aus der Ferne zu betrachten, hat sich bei den Mitarbeitern im RD von ursprünglich ca. 77 % auf ca. 65 % nach dem Pilotprojekt verringert. Bei den NA ist der Wert nahezu unverändert bei ca. 22 % bzw. 24 %. Die Zustimmung der TNA hat sich von ca. 63 % auf 43 % verringert. Es fällt weiterhin auf, dass die Zustimmung der (Tele-)NA generell geringer (bis zu 55 %) ausfällt (Abb. 28). Der Vorher-Nachher-Vergleich weist für alle drei Berufsgruppen keinen signifikant messbaren Unterschied auf (Tab. 24).

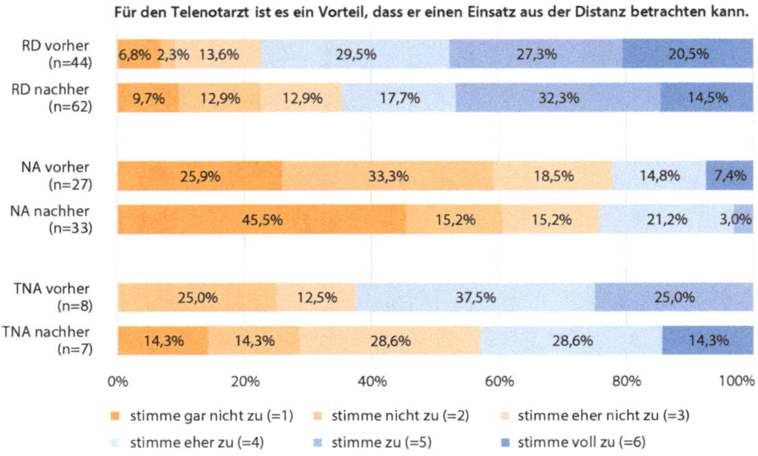

Abb. 28: Übersicht Ergebnisse Vorteil Einsatz aus Distanz TNA im Vorher-Nachher-Vergleich

Berufsgruppe	**MR vorher**	**MR nachher**	**U**	**Z**	**r**	**p**
RD	57.00	51,02	1210,0	-1,012	0,10	0.312
NA	32,61	28,77	388,5	-0,879	0,11	0,379
TNA	8,63	7,29	23,0	-0,594	0,15	0,613

Tab. 24: Übersicht Ergebnisse MWU-Test Vorteil Einsatz aus Distanz TNA

Berufsgruppe	**MR vorher**	**MR nachher**	**U**	**Z**	**r**	**p**
RD	58,61	49,87	1139,0	-1,476	0,14	0,140
NA	31,78	29,45	411,0	-0,537	0,07	0,591
TNA	8,56	7,36	23,5	-0,538	0,14	0,613

Tab. 25: Übersicht Ergebnisse MWU-Test richtige Entscheidung vor Ort

Die Zustimmung, ob eine Einsatzkraft vor Ort (im Vergleich zum TNA) leichter die richtigen Entscheidungen treffen kann, hat sich bei den Mitarbeitern im RD nach dem Pilotprojekt von ursprünglich ca. 66 % auf ca. 52 % verringert. Bei den NA ist ebenfalls ein Rückgang von ca. 89 % auf ca.73 % zu verzeichnen. Auch die TNA weisen einen Rückgang von ursprünglich 50 % auf ca. 43 % nach dem Pilotprojekt auf. Bei dieser Abfrage ist zu erkennen, dass die NA eine teilweise bis zu 40 % höhere Zustimmung vorweisen (Abb. 29). Der Vorher-Nachher-Vergleich weist für alle drei Berufsgruppen keinen signifikant messbaren Unterschied auf (Tab. 25).

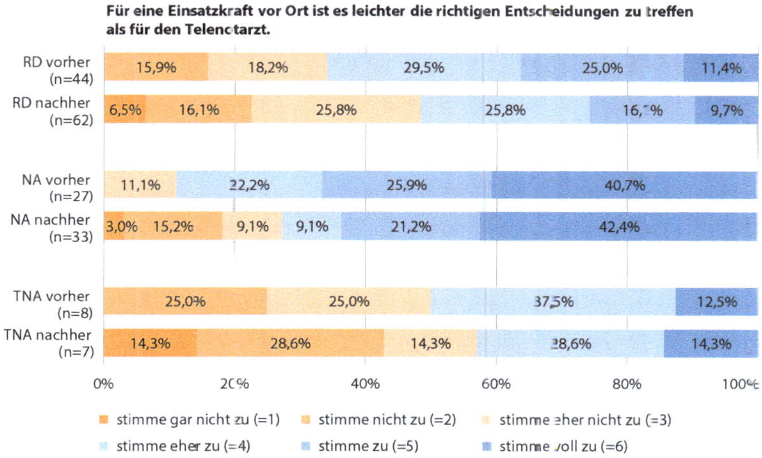

Abb. 29: Übersicht Ergebnisse richtige Entscheidung vor Ort im Vorher-Nachher-Vergleich

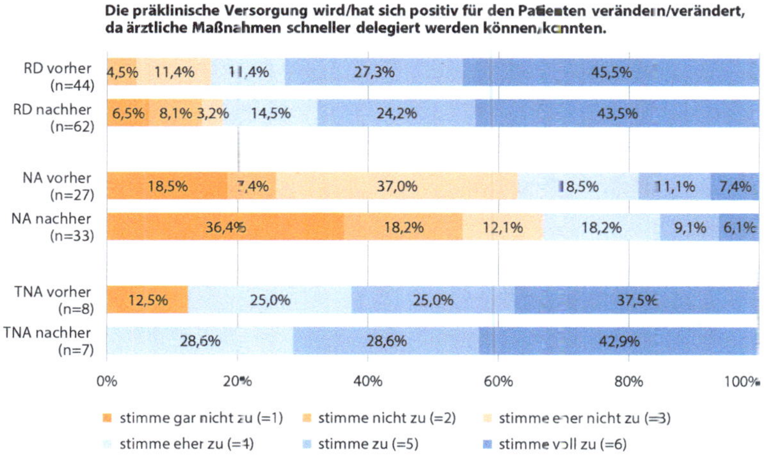

Abb. 30: Übersicht Ergebnisse Veränderung positive Patientenversorgung im Vorher-Nachher-Vergleich

Die Zustimmung, ob sich die präklinische Versorgung positiv für den Patienten auswirkt, da ärztliche Maßnahmen schneller delegiert werden können, ist bei den Mitarbeitern im RD im Vorher-Nachher-Vergleich nahezu unverändert geblieben. Von ursprünglich ca. 84 % ist die Zustimmung auf ca. 82 % zurückgegangen. Bei den NA ist ebenfalls ein leichter Rückgang von 37 % auf ca. 33 % zu verzeichnen. Bei den TNA hingegen hat sich die Zustimmung von ursprünglich 88 % auf 100 % erhöht. Sowohl die Mitarbeiter des RD als auch die TNA weisen erheblich höhere Zustimmungswerte als die NA auf (Abb. 30). Der Vorher-Nachher-Vergleich weist für alle drei Berufsgruppen keinen signifikant messbaren Unterschied auf (Tab. 26).

Berufsgruppe	MR vorher	MR nachher	U	Z	r	p
RD	55,24	52,27	1287,5	-0,519	0,05	0,604
NA	33,91	27,71	353,5	-1,399	0,18	0,162
TNA	7,56	8,50	24,5	-0,427	0,11	0,670

Tab. 26: Übersicht Ergebnisse MWU-Test Veränderung positive Patientenversorgung

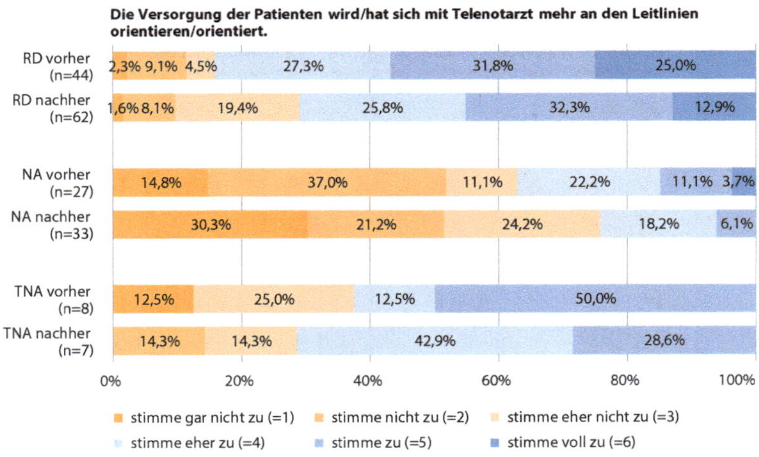

Abb. 31: Übersicht Ergebnisse Versorgung Leitlinien im Vorher-Nachher-Vergleich

Die Aussage, dass sich die Versorgung der Patienten mit dem TNA mehr an den Leitlinien orientiert, fand bei den MA im RD eine rückläufige Zustimmung. Die Zustimmung reduzierte sich von ursprünglich ca. 84 % (vorher) auf ca. 71 % (nachher). Auch bei den NA hat sie sich von 37 % auf ca. 24 % verringert. Dagegen haben sich die Zustimmungswerte der TNA von ca. 63 % auf 72 % erhöht. Es lässt sich feststellen, dass die Zustimmung der NA gegenüber den TNA und den Mitarbeitern im RD generell geringer (bis zu 47 %) ausfällt (Abb. 31). Der Vorher-Nachher-Vergleich weist für alle drei Berufsgruppen keinen signifikant messbaren Unterschied auf (Tab. 27).

Berufsgruppe	MR vorher	MR nachher	U	Z	r	p
RD	58,97	49,62	1123,5	-1,591	0,15	0,112
NA	33,07	28,39	376,0	-1,059	0,14	0,289
TNA	9,31	7,64	25,5	-0,303	0,08	0,779

Tab. 27: Übersicht Ergebnisse MWU-Test Versorgung Leitlinien

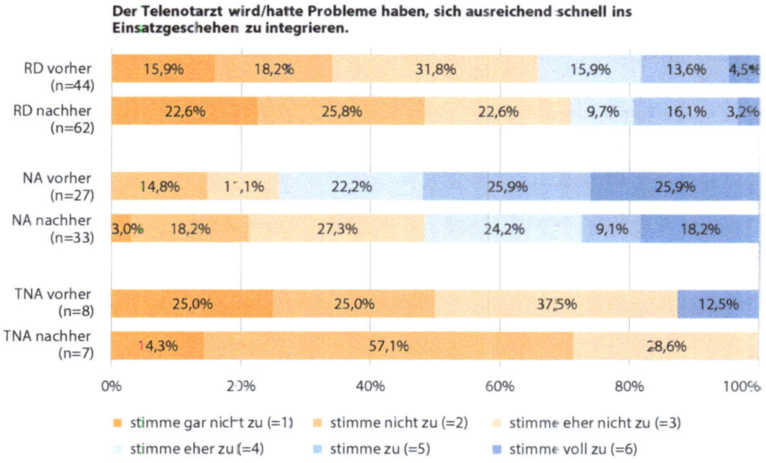

Abb. 32: Übersicht Ergebnisse TNA Probleme Einfindung Einsatzgeschehen im Vorher-Nachher-Vergleich

„Der TNA wird Probleme haben sich ausreichend schnell ins Einsatzgeschehen zu Integrierern.“ Bei dieser Aussage hat sich die Zustimmung bei den Mitarbeitern im RD nach dem Pilotprojekt von ursprünglich 34 % auf 29 % verringert. Die Zustimmung bei den NA hat sich ebenfalls von 74 % auf ca. 52 % verringert. Die Zustimmung der TNA hat sich hingegen von ca. 13 % auf komplett fehlende Zustimmung verringert. Die

Zustimmung der NA fällt generell höher aus als bei den Mitarbeitern im RD und den TNA (Abb. 32). Der Vorher-Nachher-Vergleich weist für alle drei Berufsgruppen keinen signifikant messbaren Unterschied auf (Tab. 28).

Berufsgruppe	MR vorher	MR nachher	U	Z	r	p
RD	57,14	50,92	1204,0	-1,049	0,10	0,294
NA	34,70	27,06	332,0	-1,721	0,22	0,085
TNA	8,50	7,43	24,0	-0,489	0,13	0,694

Tab. 28: Übersicht Ergebnisse MWU-Test TNA Probleme Einfindung Einsatzgeschehen

Vor dem Pilotprojekt gaben 19 % der NA an, dass sie die Unterstützung des TNA nutzen werden, um ihre Diagnose abzusichern. Dieser Wert hat sich nach dem Projekt auf ca. 25 % erhöht (Abb. 33). Der Vorher-Nachher-Vergleich weist für die NA keinen signifikant messbaren Unterschied auf (Tab. 29).

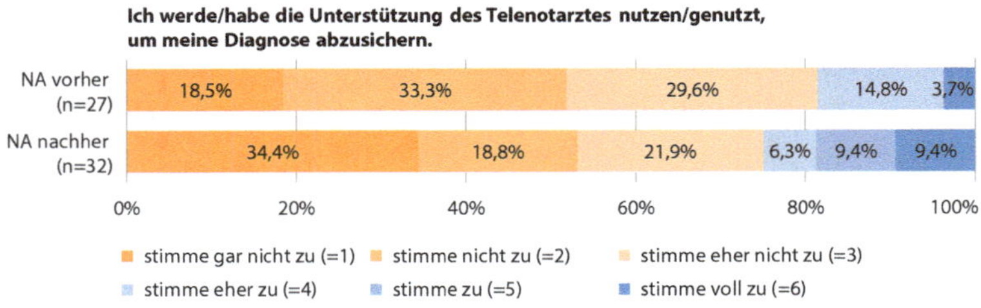

Abb. 33: Übersicht Ergebnisse Absicherung Diagnose im Vorher-Nachher-Vergleich

Berufsgruppe	MR vorher	MR nachher	U	Z	r	P
NA	30,59	29,50	416,0	-0,250	0,03	0,802

Tab. 29: Übersicht Ergebnisse MWU-Test Absicherung Diagnose

4.3.4 Hypothese 4: Das Empfinden der Zusammenarbeit des präklinischen Personals mit dem TNA hat sich nach dem Pilotprojekt verbessert.

Nachfolgende Tab.n und Diagramme stellen die erhobenen Werte der Skala ‚Zusammenarbeit' (wie in Kapitel 3.5.1 beschrieben) dar.

Der Vorher-Nachher-Vergleich der Variable ‚Zusammenarbeit' ergibt bei den Mitarbeitern im RD einen signifikanten Unterschied. Es wurde ein schwacher Effekt ermittelt. Bei den NA ist kein signifikanter Unterschied messbar (Tab. 30).

Berufsgruppe	MR vorher	MR nachher	U	Z	r	p
RD	45,20	59,39	999,0	-2,361	0,23	0,018
NA	28,67	31,13	369,0	-0,550	0,07	0,582

Tab. 30: Übersicht Ergebnisse MWU-Test Zusammenarbeit

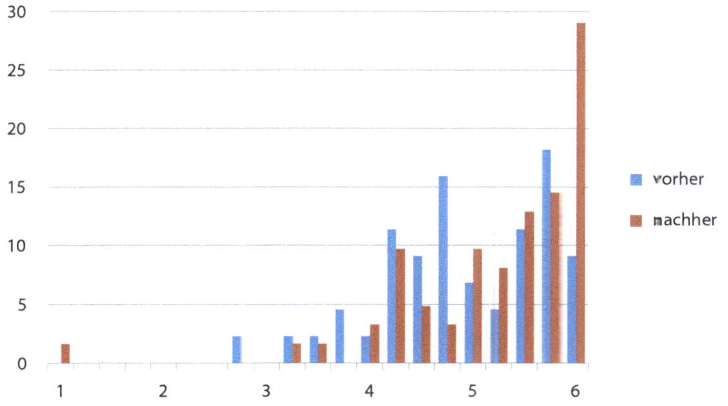

Abb. 34: Übersicht Ergebnisse Zusammenarbeit RD mit dem TNA

Die Abb.en 34 und 35 zeigen die Übersichten der Ergebnisse (1 = stimme gar nicht zu bis 6 = stimme voll zu) aus der Skala ‚Zusammenarbeit'. Hier ist zum einen graphisch zu erkennen als auch analytisch berechenbar, dass bei den Mitarbeitern im RD sowohl vor als auch nach dem Projekt keine Normalverteilung sowie eine Rechtsverschiebung der Ergebnisse vorliegt. Vor dem Pilotprojekt lag die Zustimmung bei ca. 93 %. Nach dem Projekt liegt sie bei ca. 95 %. Bei den NA ist zu beiden Zeitpunkten eine Normalverteilung der Ergebnisse zu erkennen. Die Zustimmung der NA verändert sich durch das Pilotprojekt von ursprünglich ca. 56 % hin zu ca. 60 %.

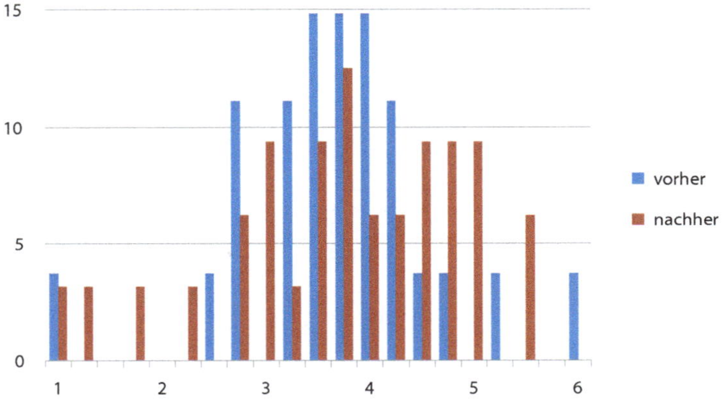

Abb. 35: Übersicht Ergebnisse Zusammenarbeit NA mit dem TNA

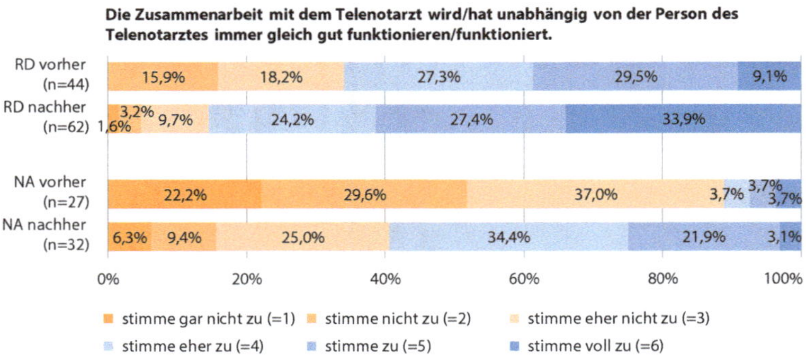

Abb. 36: Übersicht Ergebnisse personenunabhängige Zusammenarbeit TNA im Vorher-Nachher-Vergleich (eigene Darstellung; nach (11))

Die Zustimmungswerte bezüglich einer personenunabhängig guten Zusammenarbeit mit dem TNA haben bei den Mitarbeitern im RD (von ca. 66 % zu ca. 86 %) als auch bei den NA (von ca. 11 % zu ca. 59 %) deutliche Steigerungen erfahren (Abb. 36). Der Vorher-Nachher-Vergleich weist für beide Berufsgruppen einen signifikant messbaren Unterschied sowie einen mittelstarken Effekt auf (Tab. 31).

Berufsgruppe	MR vorher	MR nachher	U	Z	r	p
RD	42,69	61,17	888,5	-3,316	0,32	0,002
NA	21,46	37,20	201,5	-3,594	0,47	3,25E-04

Tab. 31: Übersicht Ergebnisse MWU-Test personenunabhängige Zusammenarbeit TNA

Die vollständige Zustimmung einer kollegialen Zusammenarbeit mit dem TNA vor dem Projekt hat sich auf Seiten der Mitarbeiter im RD auf ca. 97 % abgesenkt. Bei den NA sank die Zustimmung von ca. 85 % auf ca. 78 % (Abb. 37). Der Vorher-Nachher-Vergleich weist für beide Berufsgruppen keinen signifikant messbaren Unterschied auf (Tab. 32).

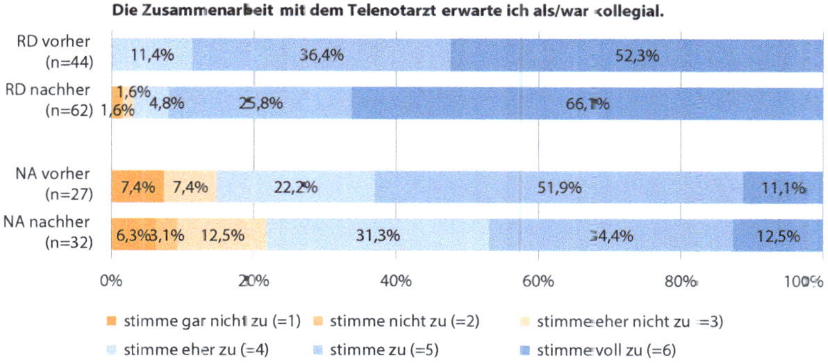

Abb. 37: Übersicht Ergebnisse kollegiale Zusammenarbeit TNA im Vorher-Nachher-Vergleich

Berufsgruppe	MR vorher	MR nachher	U	Z	r	p
RD	49,32	56,47	1180,0	-1,360	0,13	0,174
NA	32,11	28,22	375,5	-0,914	0,12	0,36[illegible]

Tab. 32: Übersicht Ergebnisse MWU-Test kollegiale Zusammenarbeit TNA

Die Zustimmung einer angenehmen Zusammenarbeit mit dem TNA bei den Mitarbeitern im RD blieb nahezu unverändert (vorher ca. 96 %, nachher: ca. 97 %). Bei den NA sank die Zustimmung von ca. 74 % auf ca. 63 % (Abb. 38). Der Vorher-Nachher-Vergleich weist für beide Berufsgruppen keinen signifikant messbaren Unterschied auf (Tab. 33).

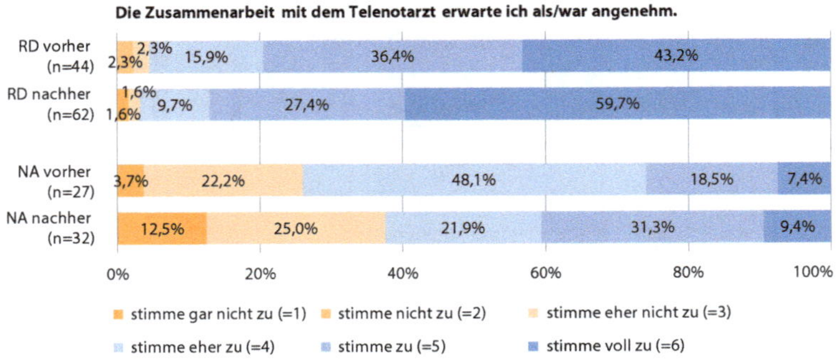

Abb. 38: Übersicht Ergebnisse angenehme Zusammenarbeit TNA im Vorher-Nachher-Vergleich

Berufsgruppe	MR vorher	MR nachher	U	Z	r	p
RD	48,14	57,31	1128,0	-1,670	0,16	0,095
NA	30,02	29,98	431,5	-0,008	0,00	0,994

Tab. 33: Übersicht Ergebnisse MWU-Test angenehme Zusammenarbeit TNA

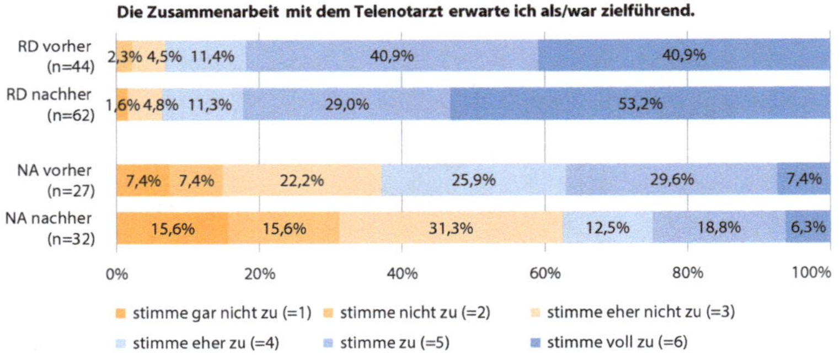

Abb. 39: Übersicht Ergebnisse zielführende Zusammenarbeit TNA im Vorher-Nachher-Vergleich

Die Zustimmung einer zielführenden Zusammenarbeit bei den Mitarbeitern im RD blieb nahezu unverändert (vorher ca. 93 %, nachher: ca. 94 %). Bei den NA sank die Zustimmung von ca. 63 % auf ca. 38 % (Abb. 39). Der Vorher-Nachher-Vergleich weist für beide Berufsgruppen keinen signifikant messbaren Unterschied auf (Tab. 34).

Berufsgruppe	MR vorher	MR nachher	U	Z	r	p
RD	50,28	55,78	1222,5	-0,985	0,10	0,325
NA	34,07	26,56	322,0	-1,711	0,22	0,087

Tab. 34: Übersicht Ergebnisse MWU-Test zielführende Zusammenarbeit TNA

Es stimmten ca. 59 % der befragten NA zu, dass sie durch die Einführung des TNA finanzielle Einbußen erlitten haben (Abb. 40).

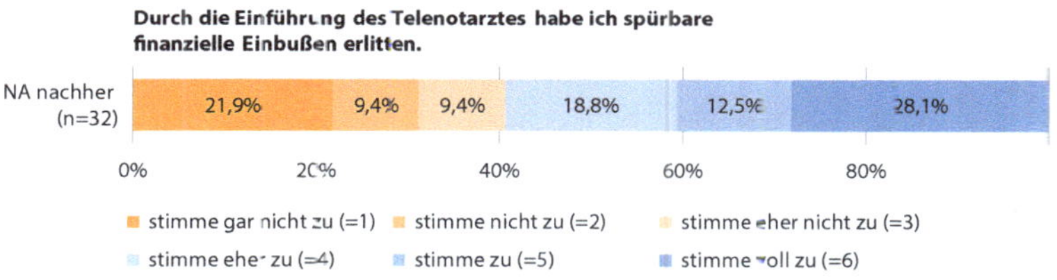

Abb. 40: Übersicht Ergebnisse finanzielle Einbußen nachher (eigene Darstellung; nach (11))

4.4 Diskussion

4.4.1 Hypothese 1: Die Wahrnehmung der Arbeitsbelastung ist nach dem Pilotprojekt gesunken.

Aus theoretischen Überlegungen heraus kann angenommen werden, dass das TNA-System vor allem bei den Mitarbeitern im RD für Entlastung sorgt und folglich die Arbeitsbelastung sinkt. Im Vordergrund dieser Annahme stand die rechtliche Entlastung der RettAss/NotSan durch die medizinische Delegation von erweiterten notfallmedizinischen Maßnahmen durch den TNA an die Mitarbeiter.

Die Fragestellung der Hypothese 1 ‚Die Wahrnehmung der Arbeitsbelastung ist nach dem Pilotprojekt gefallen' untersucht, ob der Zeitpunkt der Abfrage (vor bzw. nach dem TNA-Projekt) und somit das Projekt an sich, Einfluss auf die Arbeitsbelastung hat. Diese Hypothese kann mit den vorliegenden nicht signifikanten Ergebnissen (p=0,158 (RD), p=0,988 (NA) und p=0,867 (TNA)) und Auswertungen, über alle Berufsgruppen hinweg, nicht bestätigt werden. Der Zeitpunkt der Abfrage scheint keinen Einfluss auf die Wahrnehmung der Arbeitsbelastung zu haben.

Wird die Berufsgruppe Mitarbeiter im RD genauer betrachtet, kann aufgrund der Zunahme der MR in Verbindung mit dem Wert der Effektstärke (r=0,15; schwacher Effekt nach Cohen (160)) trotz fehlender Signifikanz vermutet werden, dass sich die Arbeitsbelastung erhöht hat. Hahnenkamp et. al (16) haben in einem ähnlichen Projekt in Greifswald ebenfalls die Arbeitsbelastung der Mitarbeiter im RD untersucht. Auch seine Auswertungen der Daten lassen eine wahrgenommene Steigerung der Arbeitsbelastung im Vorher-Nachher-Vergleich im RD vermuten. Die Ergebnisse sind im Quervergleich mit dem TNA-Projekt Bayern vergleichbar.

Die Ergebnisse der Mitarbeiter im NA- und TNA-Dienst zeigen, dass sich die Arbeitsbelastung für diese Berufsgruppen vermutlich nicht verändert hat.

Durch die nahezu sofortig mögliche Delegation von Maßnahmen durch den TNA an das RD-Personal können medizinische Maßnahmen schneller zum Wohle des Patienten durchgeführt werden. Die Abfrage des Items „Der Telenotarzt wird mich bei meiner Arbeit entlasten" sollte eine mögliche Verbesserung der wahrgenommenen Arbeitsbelastung durch das Projekt darstellen. Die Mehrheit der Mitarbeiter im RD erwartete durch den TNA tatsächlich eine Entlastung bei ihrer Arbeit. Die NA hingegen stimmten deutlich verhaltener zu. Vergleichbare Erwartungen des Personal an die Entlastung lassen sich zum Teil auch in der Auswertung des Projektes in Greifswald finden (163). Die Ergebnisse der Erwartung der NA, dass das Projekt für Entlastung sorgt, liegt im ähnlichen Bereich wie in der vorliegenden Studie. Hingegen unterscheidet sich die Erwartung der Mitarbeiter im RD erheblich von den Abfrageergebnissen im bayerischen Pilotprojekt. Hier fällt die Zustimmung in Greifswald um ein Vielfaches geringer aus (66 % Zustimmung in Bayern gegenüber 27 % Zustimmung in Greifswald). Nach dem Pilotprojekt ist die Zustimmung für eine etwaige Entlastung durch den TNA bei den Mitarbeitern im RD unverändert. Bei den NA ist die Zustimmung noch weiter zurückgegangen.

Ein weiterer Aspekt, der eine Verminderung der Arbeitsbelastung vermuten lässt, ist die rechtliche Absicherung von erweiterten medizinischen Maßnahmen der Mitarbeiter im RD durch die Delegation des TNA. Eine Studie zur Arbeitsbelastung von Pflegehelfenden in Altenheimen (Ziegler et al. (164)) legt nahe, dass sich die Mitarbeiter in diesen Einrichtungen durch Pflicht zur Übernahme von zu viel Verantwortung belastet fühlen. Das Item „Die rechtliche Absicherung von Maßnahmen, die durch den Telenotarzt delegiert werden, wird/hat mich entlasten/entlastet“ beantworteten vor dem Pilotprojekt der überwiegende Teil der Mitarbeiter im RD als entlastend. Nach dem Projekt verringerte sich Zustimmung minimal. Trotz der nahezu gleichbleibenden Werte ist vor als auch nach dem Projekt eine generell sehr hohe Zustimmung zu verzeichnen. Es ist aufgrund dieser hohen Werte (bis zu 84 %) anzunehmen, dass die Übernahme der rechtlichen Verantwortung medizinscher Maßnahmen durch den TNA einen positiven Effekt auf die Arbeitsbelastung hat. Des Weiteren ist davon auszugehen, dass die medizinische ‚Verantwortung‘ (nach Herzberg (123)), welche das RD-Personal zum Zeitpunkt der Erhebung im Rahmen der sog. ‚Notkompetenz‘ eigenverantwortlich tragen musste, nach der Gesetzesänderung im Februar 2021, nun an den TNA ‚abgegeben‘ werden kann und sich somit das Belastungsempfinden mit aktueller Gesetzeslage verändern könnte. Lehweß-Litzmann und Hofmann geben in ihrer Studie Hinweise darüber, dass die rechtliche Situation der Mitarbeiter im Rettungsdienst wohl der wichtigste „potentielle Austrittsgrund“ (165) aus dem Rettungsdienst ist.

Die Ergebnisse der Frage, ob sich der neue Prozess bzw. Arbeitsablauf auf die Arbeitsbelastung der Mitarbeiter auswirken könnte, ist erwähnenswert. Es ist festzustellen, dass die Zustimmung der Mitarbeiter im RD auf die Abfrage „Der neue Arbeitsablauf/Prozess wird mich belasten“ bei den Mitarbeitern im RD rückläufig ist. Bei den Mitarbeitern im NA-Dienst ist der Wert unverändert. Daher ist nicht davon auszugehen, dass der neue Prozessablauf für ein zusätzliches Belastungsempfinden bei den Mitarbeitern im RD und NA-Dienst sorgt. Bei den Mitarbeitern im RD könnte aufgrund einer geringeren Belastung durch den Arbeitsablauf unter Umständen eine Verbesserung der allgemeinen Arbeitsbelastung prognostiziert werden.

Bisher lassen alle Auswertungen eher auf eine Verminderung der Arbeitsbelastung schließen. Die Ergebnisse aus Kapitel 4.3.1 deuten jedoch, wie bereits erwähnt, auf eine Zunahme der wahrgenommenen Arbeitsbelastung, insbesondere bei den Mitarbeitern im RD, hin.

Ein möglicher Grund hierfür könnte die neue digitale Technik, die zur Benutzung des TNA-Systems in den RTW verbaut wurde und die die Arbeitsbedingungen der Rettungsdienstmitarbeiter verändert, sein. Nach Herzberg (123) zählen die Arbeitsbedingungen und somit auch eine neu zu benutzende Technik zu den Hygienefaktoren, welche die Zufriedenheit mit der Arbeit beeinflussen. Die Antworten der TN der Befragung lassen auf eine wahrnehmbare Häufigkeit der Antworten im Zusammenhang mit Technik- bzw. Verbindungsproblemen schließen. Bretschneider postuliert in einer Studie im Jahr 2011, dass besondere Belastungen durch technische Probleme oder Technikausfall in Stresssituationen entstehen (166). Hoppe publiziert 2012 in ihrer Studie zum Thema ‚Technikstress', dass „das Ziel, eine Beanspruchung durch Technikversagen nachzuweisen, erreicht" (167) wurde. Möglicherweise bietet auch die Theorie von Lazarus (131) Ansatzpunkte für die Diskussion der steigenden Arbeitsbelastung. Wird eine Situation in der primären Bewertung als anstrengend oder belastend empfunden (beispielsweise bei einem Patienten, der einer Notarztnachforderung bedarf), wird in der sekundären Bewertung überprüft, ob die Situation mit den vorherrschenden Ressourcen bewältigt werden kann. Kann dies mit den erforderlichen Ressourcen nicht erfolgen, so entsteht nach Lazarus Stress, welcher belastend auf die Mitarbeiter wirkt. Erwähnenswert ist hier, dass die Befürchtungen der Mitarbeiter sich überwiegend auf die Problematik der Netzabdeckung bzw. Verbindungsprobleme zum TNA-System erstrecken. Weiterhin bemängeln die TN die Kommunikationsqualität sowie Systemausfälle in erhöhter Anzahl.

Wie oben beschrieben, ist die wahrgenommene Arbeitsbelastung vor allem bei den Mitarbeitern im RD, wenn auch nicht signifikant (p=0,158) angestiegen. Der Quervergleich zum Projekt in Greifswald ergibt ähnliche Ergebnisse. Auch hier ist die wahrgenommene Arbeitsbelastung bei den Mitarbeitern im RD angestiegen (17). Im TNA-Projekt in Bayern wurden neue Technikkomponenten, welche bisher nicht in TNA-Projekten eingesetzt waren, installiert und verbaut. Aufgrund der verwendeten Technik unterscheidet sich das TNA-Projekt in Bayern elementar vom Projekt in Greifswald. Da jedoch zur Funktionalität der Technik in Greifswald keine Informationen vorliegen, können hier nur Vermutungen aufgestellt werden. Das TNA-Projekt in Greifwald wurde mit der Technik des bereits im Regelbetrieb befindlichen Systems, welches in Aachen eingesetzt wird, ausgestattet. Über eventuelle Technikproblematiken aus Aachen ist ebenfalls nichts bekannt. Aus diesem Grund muss von einer bewährten Technik ausgegangen werden (168).

Die erhöhte Anzahl von Antworten zur Technik in Bayern könnte Einfluss auf die Haltung der Mitarbeiter im RD beim Pilotprojekt in Bayern genommen haben. Hier sei das Technik-Akzeptanz-Modell nach Davis (169) anzuführen. Davis beschreibt in seinen Ausführungen, dass Benutzer eine neue Technologie akzeptieren, wenn sie diese für sinnvoll halten und sie ebenfalls einfach in der Bedienung ist. Die ‚einfache Bedienung' der Technik könnte durch den oben genannten Umstand beeinträchtigt sein. Die Hypothese, dass die vermeintlich nicht funktionierende Technik Einfluss auf die Arbeitsbelastung hat, gilt es zukünftig zu überprüfen.

Der mögliche Einfluss der Technik auf die Arbeitsbelastung, welche bei den Mitarbeitern im RD beschrieben wurde, scheint bei den NA ausgeblieben zu sein. Ein möglicher Grund hierfür könnte sein, dass die Bedienung der verbauten Technik in der Regel durch die RD-Mitarbeiter erfolgte. Sowohl die NA als auch die Rettungssanitäter (Fahrer des RTW) haben weiterhin im Vorfeld zum Pilotprojekt keine Schulung erhalten. Aus diesem Grund liegt die Vermutung nahe bzw. ist anzunehmen, dass nur die RettAss/NotSan die Technik tatsächlich bedienten. Weiterhin spielt eine vermeintlich nicht funktionierende Technik zur Kommunikation mit dem TNA für einen am Einsatzort befindlichen NA im Vergleich zum RD-Personal eine untergeordnete Rolle und stellt ein nachgeordnetes Problem dar. Ein eintreffender NA kann ohne Verbindung zum TNA seine Tätigkeit wie ‚vor dem Projekt' durchführen und verspürt somit keine Veränderung. Das unterscheidet die NA maßgeblich von den Mitarbeitern im RD. Hier decken sich die eigenen Ergebnisse mit den Ergebnissen aus Greifswald. Die die ermittelten Mittelwerte der (Not-)Ärzte im Vorher-Nachher-Vergleich sind ebenfalls nahezu unverändert.

Die Veränderung der wahrgenommenen Arbeitsbelastung bei den Mitarbeitern im TNA-Dienst ist ähnlich der Gruppe der NA statistisch nicht signifikant (p=0,988 (NA) und p=0,867 (TNA)). Es ist davon auszugehen, dass sich die wahrgenommene Arbeitsbelastung somit nicht verändert hat. Die TNA arbeiten nicht mit der äquivalenten Technik wie die Besatzungen des RD. Ihr Arbeitsplatz ist in den Räumlichkeiten der ILS. Hierzu benutzten sie die Technik, wie in Kapitel 1.3.3 beschrieben, für die sie auch entsprechende Schulungen erhalten haben. Das Technikvertrauen liegt bei den TNA sowohl vor als auch nach dem Projekt im Vergleich zu den anderen Berufsgruppen am höchsten. Daher ist davon auszugehen, dass die verwendete Technik keinen weiteren negativen Einfluss auf die Arbeitsbelastung hat. Die Aussagekraft der Berechnungen der TNA ist aufgrund der geringen Anzahl der TN limitiert.

Abschließend ist eine weitere These zu erwägen, die zur Erhöhung der wahrgenommenen Arbeitsbelastung bei den Mitarbeitern im RD führen könnte. Die allgemein ‚angespannte' Lage im RD könnte Grund für den Anstieg der Arbeitsbelastung sein. Wie bereits in Kapitel 1.1 erwähnt ist im RD eine stetige Zunahme der Einsatzzahlen zu verzeichnen. Weiterhin sind in der Medienlandschaft auch schon weit vor der Corona-Pandemie Berichte über ausgelastete und am Limit arbeitende Rettungsdienste zu finden (170–173). Die wahrgenommene Mehrbelastung könnte unter Umständen auch auf das persönliche Empfinden der Befragten zurückzuführen sein (siehe Kapitel 1.4.1), welches gemäß der Einstellung ‚es wird eh immer alles mehr' widerspiegelt. Diese (Grund-) Haltung könnte durch die Einführung einer neuen Technologie noch verstärkt werden. Vahs postuliert 2019, dass „Veränderungsprozesse für die Betroffenen zusätzliche Arbeit" (174) bedeuten. Hier gilt es mögliche persönliche Vorbehalte, welche nach Vahs bei ca. 33 % der Mitarbeiter Gründe für Widerstand bei Veränderungsprozessen sind, zu überprüfen.

4.4.2 Hypothese 2: Nach dem Pilotprojekt ist die Mitarbeiterzufriedenheit gestiegen.

Aufgrund der vorliegenden Studienlage ist anzunehmen, dass sich die Arbeitszufriedenheit mit dem Einsatz von Telemetrie in der Präklinik verbessert. In Studien wurde unter anderem in innerklinischen Settings ein positiver Effekt von Telemedizin auf die Zufriedenheit der Mitarbeiter beschrieben (14,15).

Die Fragestellung der Hypothese 2 ‚Nach dem Pilotprojekt ist die Mitarbeiterzufriedenheit gestiegen' untersucht, ob der Zeitpunkt der

Abfrage (vor bzw. nach dem TNA-Projekt) und somit das Projekt an sich Einfluss auf die Mitarbeiterzufriedenheit hat. Diese Hypothese konnte mit den vorliegenden Werten, über alle Berufsgruppen hinweg, nicht bestätigt werden. Der Zeitpunkt der Abfrage hat in dieser Arbeit keinen statistisch messbaren Einfluss auf die Mitarbeiterzufriedenheit ergeben.

Betrachtet man die Ergebnisse der Mitarbeiter im RD aus dieser Arbeit jedoch genauer, kann aufgrund der Abnahme der MR in Verbindung mit dem Wert der Effektstärke (r=0,14; schwacher Effekt nach Cohen (160)), trotz fehlender Signifikanzen die Vermutung aufgestellt werden, dass die Mitarbeiterzufriedenheit gesunken ist.

Die unveränderten Ergebnisse vor und nach dem Projekt in der Gruppe „Mitarbeiter im NA-Dienst" lassen einen Einfluss auf die Mitarbeiterzufriedenheit nicht vermuten.

Im Vergleich dazu lassen die Ergebnisse bei den Mitarbeitern im TNA-Dienst nach einer Bewertung der MR und der Effektstärke (schwacher Effekt nach Cohen (160)) eine Verbesserung der Mitarbeiterzufriedenheit in Abhängigkeit des Abfragezeitpunktes vermuten.

Hahnenkamp et al. (16) haben in einer Studie die Arbeitszufriedenheit der Mitarbeiter im RD in einem ähnlichen Pilotprojekt in Greifswald untersucht. Es wurde ebenfalls ein Vorher-Nachher-Vergleich durchgeführt. Die Autoren arbeiteten jedoch nicht mit dem Fragebogen nach Weyer und Hodapp, sondern mit dem „Net Promoter Score" (175) um die Arbeitszufriedenheit zu bewerten. Ein direkter Vergleich der Ergebnisse ist somit nicht möglich. Die Ergebnisse der Auswertungen in Greifswald lassen zwar generell eine positive Zufriedenheit der Mitarbeiter vermuten, die Entwicklung der Zufriedenheit ist, ähnlich wie im TNA-Projekt Bayern, vermutlich rückläufig

Es wäre anzunehmen, dass die Arbeitszufriedenheit bei Mitarbeitern des RD aufgrund eines anspruchsvolleren Arbeitsinhaltes, größerer Entfaltung (beides nach Herzberg (123)) sowie Autonomie im Handeln (Hackman und Oldham (124)), durch den Einsatz des TNA und somit die frühere eigenständige Durchführung sog. ‚ärztlicher Maßnahmen' durch Mitarbeiter des RD, ansteigt. Generell lässt sich eine hohe Mitarbeiterzufriedenheit bei den Mitarbeitern im RD in Deutschland feststellen. Diese Tendenz ist auch in der Studie in Greifswald festzustellen. Es „ist zu erwähnen, dass nahezu alle Fragestellungen tendenziell positiv beantwortet wurden", (16) postuliert Hahnenkamp (2020). In diese Diskussion kann ebenfalls eingebracht werden, dass sich das Maß der ‚Identität' (Hackman und Oldham (124)) den Patienten gegenüber, vom Eintreffen am Einsatzort bis hin zur vollständigen Versorgung (mit Unterstützung des TNA) und dem Transport ins Krankenhaus, deutlich steigert. Weiterhin kann der Versorgung des Patienten deutlich mehr Bedeutsamkeit (Hackman und Oldham (124)) zugeordnet werden. Ärztliche Maßnahmen stehen bekanntlich dem Patienten schneller zur Verfügung und verbessern die gesundheitliche Situation des Patienten. Folglich ergibt sich eine veränderte wahrgenommene eigene Leistung (Herzberg (123)) des RD-Personals. Daraus lässt sich in Summe ein gesteigertes Motivationspotenzial für Mitarbeiter des RD ableiten.

Ebenfalls kann die Verantwortung (Herzberg (123)) der Mitarbeiter als weiterer Aspekt für eine gesteigerte Zufriedenheit angeführt werden. Zum einen erhöht sich die Durchführungsverantwortung für die Mitarbeiter des RD durch die delegierten Maßnahmen, was mit einer größeren Herausforderung einhergeht und nach Herzberg die Motivation und somit auch die Zufriedenheit steigen lässt. Zum anderen verändert sich durch die Delegation von Maßnahmen der Hygienefaktor der Arbeitsbedingungen . Wie bereits beschrieben erübrigt sich die Anordnungsverantwortung medizinischer Maßnahmen für das RD-Personal, wodurch sich die Arbeitsbedingungen verändern.

Betrachtet man nun die Frage nach anspruchsvollerem Arbeitsinhalt mit dem Item „Ich kann im RD mein erlerntes Wissen vollumfänglich einbringen" wird eine rückläufige Zustimmung im Vorher-Nachher-Vergleich festgestellt. Das RD-Personal kann aufgrund der Delegation durch den TNA unmittelbar ärztliche Maßnahmen am Patienten anwenden, welche ohne TNA-System erst der physikalische Notarzt (mit eventueller Verzögerung durch Anfahrtszeit) durchführen würde. Dies verändert den Arbeitsinhalt des RD-Personal hin zu einer anspruchsvolleren Tätigkeit. Es kann somit vermutet werden, dass der Motivator ‚Arbeitsinhalt' weniger bzw. der Hygienefaktor ‚Arbeitsinhalt' (nach Herzberg (123)) mehr angesprochen wird.

Die Frage nach der erhöhten Autonomie und der größeren Entfaltung der eigenen Fertigkeiten lässt sich mit dem Item „Das Telenotarzt-System wird es mir ermöglichen, mich medizinisch weiterzuentwickeln" beantworten. Hier sind die Zustimmungswerte deutlich rückläufig (von ca. 80 % auf ca. 66 %). Eine mögliche Erklärung könnte sein, dass nach Herzberg nicht nur das Fehlen des Motivators ‚Entfaltung' zur ‚Nicht-Zufriedenheit' führt, sondern ebenfalls der Hygienefaktor bzw. der Autonomie (Hackmann und Oldham (125)) zu einer Verschlechterung der Arbeitszufriedenheit von RD-Mitarbeitern führt. Auch im Greifswalder Projekt wurde der Grad der Autonomie gleichbleibend als positiv bewertet. Dies verstärkt oben genannte These, dass die Autonomie ein Einflussfaktor auf die Arbeitszufriedenheit ist. Nach Herzberg (123) spielen die ‚Arbeitsbedingungen' als Hygienefaktor ebenso eine Rolle auf die Arbeitszufriedenheit. So könnte wie in Kapitel 4.4.1 beschrieben, die verwendete Technik nicht nur Einfluss auf die wahrgenommene Arbeitsbelastung sondern auch auf die Mitarbeiterzufriedenheit gehabt haben. So postuliert Ratna (2016), dass die für die Arbeit verwendete Technik als großer Einflussfaktor auf die Arbeitszufriedenheit (176) gilt. Ebenso könnte der mittlerweile langandauernde vorherrschende Streit um die Kompetenzen der NotSan in der präklinischen Versorgung (28,177) (Stichwort: heilkundliche Maßnahmen) für die fehlende wahrgenommene Entfaltung und Autonomie und somit für die sinkende Zufriedenheit gesorgt haben.

Im Verlauf der Erstellung dieser Forschungsarbeit hat sich die gesetzliche Grundlage (wie in Kapitel 1.1 beschrieben) für NotSan geändert. Zum Zeitpunkt der Abfrage war es den Mitarbeitern im RD nur bedingt möglich, eigenständig und eigenverantwortlich sog. ‚ärztliche Maßnahmen' durchzuführen. Aufgrund der Gesetzesänderung im Februar 2021 ist es den Mitarbeitern nun möglich, besagte Maßnahmen zum Teil eigenverantwortlich durchzuführen. Die neu gewonnene ‚Eigenständigkeit' bzw. ‚Autonomie' kann die Arbeitszufriedenheit zukünftig durchaus erneut beeinflussen. Nach Hackmann und Oldham ist ein hoher Anteil der Autonomie förderlich für ein höheres Motivationspotential und somit auch der Arbeitszufriedenheit (124,125). Bei Mitarbeitern des TNA-Dienstes lassen sich oben genannte Abfragen nur teilweise anwenden. Die Abfrage „Es macht für mich keinen Unterschied in der Diagnosefindung ob ich vor Ort bin oder am Telenotarztarbeitsplatz" ergab eine Zunahme der Zustimmung unter den TNA. Nach dem Projektzeitraum stimmten ca. 9 % mehr TNA oben genanntem Item zu. Hieraus lässt sich vermuten, dass die Mitarbeiter des TNA-Dienstes nach dem Projekt überzeugter davon sind, dass sie die Diagnose äquivalent zur physischen Anwesenheit am Einsatzort treffen können und somit die eigene wahrgenommene ärztliche Leistung (nach Herzberg) nicht gleichbleibend ist bzw. sich verbessert. Weiherhin lässt dies einen Rückschluss auf eine Steigerung der ‚Identität' nach Hackmann und Oldham zu (125). Ein Mitarbeiter des TNA-Dienstes ist ein neuer Teil der Versorgungskette eines Patienten und kann die Versorgung eines Patienten positiv beeinflussen. Ein ein Zusammenhang zur Arbeitszufriedenheit der Mitarbeiter liegt auf der Hand.

Außerdem lässt sich die Steigerung der Zufriedenheit der telenotärztlichen Mitarbeiter durch die hohe empfundene Bedeutsamkeit (nach Hackmann und Oldham) bzw. Anerkennung (nach Herzberg) vermuten. Die Frage nach „Ich bin mir sicher, dass meine Arbeit als Telenotarzt wertgeschätzt wird" wurde in der Abfrage nach dem Pilotprojekt (wurde nur nachher gestellt) von 100 % der TNA mit ‚stimme eher zu' oder höher beantwortet. Diese Antwortquote deutet auf ein hohes Bedeutsamkeitsempfinden der TNA hin, was wiederum zu einer Steigerung der Arbeitszufriedenheit führt.

Generell ist mit einer positiven Grundeinstellung der TNA zum TNA-Projekt zu rechnen, welche sich auch in den gegebenen Antworten widerspiegelt. Die Mitarbeiter des TNA-Dienstes wurden für die Tätigkeit angefragt und führten diese freiwillig in der Arbeitszeit, die von den teilnehmenden Kliniken ‚zur Verfügung gestellt wurde', durch. Die TNA erhielten durch die Ausübung der Tätigkeit weder finanzielle noch arbeitsrechtliche Vorteile. Hieraus lässt sich eine positive Grundeinstellung zum TNA annehmen. Die Aussagekraft der Berechnungen der TNA ist aufgrund der geringen Anzahl der TN begrenzt.

4.4.3 Hypothese 3: Die Wahrnehmung der Mitarbeiter in der Qualität der Patientenversorgung hat sich verbessert.

Aus theoretischen Überlegungen heraus wäre anzunehmen, dass das TNA-System die wahrgenommene Qualität der Mitarbeiter in der Patientenversorgung steigert. Grund dieser Annahme war, dass die schnellere Verfügbarkeit eines NA über das TNA-System und die entsprechenden delegierten ‚ärztlichen Maßnahmen', die durch das RD-Personal früher ergriffen werden können, für eine wahrgenommene Verbesserung der Patientenversorgung sorgt. Ebenso könnte eine Absicherung der Diagnosen von NA durch die telemedizinischen Kollegen die wahrgenommene Versorgungsqualität möglicherweise steigern.

Die Fragestellung der Hypothese 3 ‚Die Wahrnehmung der Mitarbeiter in der Qualität der Patientenversorgung hat sich verbessert.' untersucht, ob der Zeitpunkt der Abfrage (vor bzw. nach dem TNA-Projekt) und somit das Projekt an sich, Einfluss auf die Qualität der wahrgenommen Patientenversorgung hat. Diese Hypothese konnte mit den vorliegenden Ergebnissen und Auswertungen, über alle Berufsgruppen hinweg, nicht bestätigt werden und muss somit verworfen werden.

Betrachtet man nun die Ergebnisse der Mitarbeiter im RD sowie den anderen Berufsgruppen kann aufgrund der hohen Signifikanzen (RD=0,790, NA=0,726, TNA=0,955) davon ausgegangen werden, dass sich die wahrgenommene Patientenversorgung durch den Einsatz des TNA nicht verbessert bzw. verändert hat. Beim direkten Vergleich der beiden Berufsgruppen ist weiterhin festzustellen, dass die Zustimmungsergebnisse der Skala ‚Patientenversorgung' bei den Mitarbeitern im RD im Median ca. 1–1,5 Punkte höher (rechtsverschoben) ausfallen. Es ist daher anzunehmen, dass die Mitarbeiter im RD im Vergleich zu den NA unabhängig vom Zeitraum der Abfrage der Qualitätsverbesserung in der Patientenversorgung mehr Zustimmung pflichten. Eine Abfrage des Vergleichsprojekt in Greifswald ergab, dass 73 % des RD-Personals sowie 65 % der NA vor dem Projekt der Meinung waren, dass „das Konzept des Telenotarztes die Qualität der Patientenversorgung" (163) verbessern wird. Die Werte aus Greifswald decken sich zumindest bei den Mitarbeiten im RD mit den Ergebnissen des Bayerischen Projekts. Hier finden sich Zustimmungswerte von 80 % bzw. 74 %. Hingegen unterscheiden sich die Ergebnisse im Bereich der NA erheblich. In Bayern sind die Zustimmungswerte bei ca. 24 % bzw. 22 % deutlich geringer als im Greifswalder Projekt.

Generell erwecken die Ergebnisse den Eindruck als gäbe es zwei ‚entgegengesetzte' Lager zur wahrgenommenen Qualität der Patientenversorgung. Es lassen sich Übereinstimmungen in den Ergebnissen vom

RD-Personal und den TNA feststellen. Gleichzeitig wirkt es so, als würden die NA ‚gegenteiliger' Meinung/Zustimmung der RD-Mitarbeiter sein.

Aus den Aussagen der NA in den teilstrukturierten Interviews lässt sich schlussfolgern, dass es eine große Sorge der physikalischen NA ist, dass das ‚fehlende Bauchgefühl' oder der Tast- und Riechsinn bzw. die persönliche Wahrnehmung am Einsatzort für die Patientenbeurteilung fehlt. Das spiegelt sich in dieser Arbeit auch in den Ergebnissen wider. Der überwiegende Teil der NA war nicht der Meinung, dass es einen Vorteil biete, dass der TNA den Einsatz aus der Ferne betrachtet.

Die Mitarbeiter des RD hingegen stimmten dieser Aussage (deutlich mehr als die Hälfte der TN), gegenteilig zu den NA, zu. Die Ergebnisse der TNA bewegen sich in dieser Abfrage zwischen den Ergebnissen des RD-Personals und den NA. Ein ähnliches Bild lässt sich aus den Ergebnissen der Frage, ob es für eine Einsatzkraft vor Ort leichter ist die richtigen Entscheidungen zu treffen, ablesen. Hier ist die überwiegende Anzahl der NA der Meinung, dass dies vor Ort leichter wäre. Die Mitarbeiter im RD stimmen der Abfrage ca. zur Hälfte zu. Die Ergebnisse der TNA sind gering hinter denen der Mitarbeiter im RD.

Die Ergebnisse, ob ein TNA Probleme haben wird, sich ausreichend schnell ins Einsatzgeschehen einzufinden, bestärken oben genannte Argumentation.

Aus den genannten Argumenten lässt sich die Vermutung aufstellen, dass wie in den Interviews ausgesagt, die NA eine persönliche Anwesenheit ihrer Person eher für essentiell als für verzichtbar halten.

Eismann et al. (178) postulieren 2019 in ihrer Evaluation zu Notfallsanitäterprüfungen, dass die Auszubildenden zwar in der Lage sind Algorithmen der „erlernten […] invasiven Maßnahmen" (25) anzuwenden und Notfälle strukturiert abzuarbeiten, jedoch weisen sie gleichzeitig darauf hin, dass den Notfallsanitätern das Wissen für die „Komplexität der medizinischen Zusammenhänge" (178) fehlen würde. Notfallsanitäter arbeiten demnach die Notfälle ‚faktenbasiert' ab. Hieraus lässt sich ableiten, dass es einer ärztlichen Ausbildung bedarf, um die Komplexität und die Gesamtheit der medizinischen Behandlung zu verstehen und zu überblicken. Dies erklärt die gegenteiligen Ausprägungen der oben genannten Ergebnisse. Die Mitarbeiter des NA-Dienstes sehen sich im Gegensatz zu den Notfallsanitätern dem ‚großen

Ganzen' gegenüber und wollen hierzu auch die Eindrücke vor Ort mit in die Behandlung einbeziehen.

Weiter gilt es die Ergebnisse der schnelleren Delegation von sog. Ärztlichen Maßnahmen durch den TNA sowie die leitliniengerechtere Versorgung der Patienten durch den TNA zu diskutieren.

Auch bei diesen beiden Abfrageergebnissen spiegelt sich oben genannte Beobachtung wider. Die Ergebnisse der RD-Mitarbeiter bzw. TNA sind erneut ‚gegenteilig' zu den Ergebnissen der NA. Die Zustimmung der RD-Mitarbeiter, auf die Frage ob sich die Versorgung für den Patienten positiv verändern wird, da ärztliche Maßnahmen schneller delegiert werden können werden, ist vor als auch nach dem Projekt, hoch. Es stimmte nahezu unverändert der Großteil der Mitarbeiter zu. Bei den Telenotärzten sind ähnliche Ergebnisse zu verzeichnen. Hier stimmten in der Nachher-Abfrage sogar alle TNA zu. Es ist also davon auszugehen, dass diese beiden Berufsgruppen eine positive Veränderung der Versorgung durch die schnellere Delegation erwarten. Hingegen lassen die Ergebnisse bei den NA dies nicht erwarten.

4.4.4 Hypothese 4: Das Empfinden der Zusammenarbeit des präklinischen Personals mit dem TNA hat sich nach dem Pilotprojekt verbessert.

Es ist anzunehmen, dass sich mit zunehmender Nutzungsdauer und Erfahrungen mit dem TNA-System sowie einer besseren Routine die wahrgenommene Zusammenarbeit mit dem TNA verbessert.

Die Fragestellung der Hypothese 4 ‚Das Empfinden der Zusammenarbeit mit dem TNA hat sich nach dem Pilotprojekt verbessert' untersucht, ob der Zeitpunkt der Abfrage (vor bzw. nach dem TNA-Projekt) und somit das Projekt an sich Einfluss auf die empfundene Zusammenarbeit hat. Diese Hypothese konnte mit den vorliegenden Ergebnissen und Auswertungen für die Mitarbeiter im RD bestätigt werden. Die Vermutung liegt nahe, dass sich durch das TNA-Projekt auch die tatsächliche Zusammenarbeit zwischen den Mitarbeitern im RD und den TNA verbessert hat. Bei den Mitarbeitern im NA-Dienst konnte die oben genannte Hypothese nicht bestätigt werden und muss für diese Berufsgruppe somit verworfen werden.

Betrachtet man nun die Ergebnisse der Mitarbeiter im RD kann aufgrund der Signifikanz (p=0,018) und der deutlichen Zunahme der MR die Vermutung aufgetan werden, dass sich das Empfinden der wahrgenommenen Zusammenarbeit mit dem TNA erhöht hat. Der Variable ‚Abfragezeitpunkt' hat nach Cohen (160) einen schwachen Effekt auf die wahrgenommen Zusammenarbeit. Die Ergebnisse der Mitarbeiter im NA-Dienst lassen diesen Schluss nicht zu. Hier hat sich die empfundene Zusammenarbeit mit dem TNA nicht verbessert bzw. verändert.

Einige Aussagen aus den teilstrukturierten Interviews lassen den Schluss zu, dass die Mitarbeiter im NA-Dienst den TNA mit ‚schlechter Stimmung' gegenübertreten. Diese Mitarbeiter denken, dass ihre Tätigkeit als physikalischer NA wegrationalisiert werden soll und stehen vermutlich aus diesem Grund der Zusammenarbeit skeptisch gegenüber. Die NA empfinden nach Lazarus (131) den ‚Reiz' Telenotarzt als gefährlich (Bedrohung) für die eigene Daseinsberechtigung. Diese Bedrohung kann mit den vorhandenen Ressourcen nicht beseitigt werden und wird folglich als Stress interpretiert.

Mit zunehmender Relevanz einer Situation für eine Person sowie empfundener fehlenden Handlungsoptionen steigert sich die psychische Belastung bzw. Wahrnehmung der beteiligten Person (179). Die gewählte Variante des Coping (‚schlechte Stimmung') ist daher vermutlich eine emotionsorientierte Lösung, welche den Bezug zur Situation ändert.

Beim direkten Vergleich der beiden Berufsgruppen ist weiterhin festzustellen, dass die Zustimmungsergebnisse der Skala ‚Zusammenarbeit' bei den Mitarbeitern im RD im Median ca. 1–1,5 Punkte höher (rechtsverschoben) ausfällt. Es ist anzunehmen, dass die Mitarbeiter im RD im Vergleich zu den NA unabhängig vom Zeitraum der Abfrage der Zusammenarbeit mit dem TNA mehr Zustimmung pflichten. Möglicherweise ist die oben beschriebene ‚schlechte Stimmung' der NA ein Maß für die Voreingenommenheit der ärztlichen Mitarbeiter und erklärt im Vergleich zu den Mitarbeitern im RD die ‚weniger gute' Zusammenarbeit. Die Mitarbeiter im RD haben möglichweise weniger Voreingenommenheit in Bezug auf den TNA.

Bindet man die Ergebnisse der Abfrage, ob den NA finanzielle Einbußen durch das TNA-Projekt entstanden sind, in die Diskussion mit ein, so lässt sich oben genannte Hypothese der ‚schlechten Stimmung' vermutlich bestärken. Fast zwei Drittel der befragten NA gaben an, dass sie durch die Einführung des TNA finanzielle Einbußen erlitten hätten. Die Auswirkungen des Gehaltes auf die Arbeitszufriedenheit ist gemäß vieler Studien (u.a. auch Herzberg (123)) eher als nachgeordnet anzusehen. Somit liegt die Vermutung nahe, dass sich der angegebene Grund der finanziellen Einbußen auch eher nachgeordnet auf die Zufriedenheit der NA auswirkt. Es ist eher anzunehmen, dass das Argument der ‚schlechten Stimmung' im Vordergrund steht. Ob die NA tatsächlich messbar finanzielle Einbußen durch geringere Alarmierungsquoten erlebt haben, lässt sich an dieser Stelle nicht verifizieren.

Sowohl bei den Mitarbeitern im RD als auch bei den NA lässt sich eine Steigerung der Zustimmung, in der Frage, ob die Zusammenarbeit mit dem TNA personenunabhängig gleich gut funktionieren wird, verzeichnen. Bei den NA ist eine Steigerung von 48 % (Zustimmung vor dem Pilotprojekt bei ca. 11 %) festzustellen. Dies lässt die oben genannte Vermutung zu, dass die NA mit einer gewissen Voreingenommenheit dem TNA-Projekt gegenüberstanden. Bei den Mitarbeitern im RD ist ebenfalls eine Steigerung der Zustimmung festzustellen, die jedoch in der Intensität nicht vergleichbar zu den NA ausfällt.

Bei näherer Betrachtung der Ergebnisse aus den Abfragen ob die Zusammenarbeit mit dem TNA als angenehm, kollegial und zielführend erwartet wird, kann festgestellt werden, dass sich bei den NA die Zustimmung in allen drei Abfragen teilweise sehr deutlich verringert hat. Nach dem Pilotprojekt sind die Zustimmungsraten beispielsweise bei der Frage der zielführenden Zusammenarbeit bei den NA um ein Viertel geringer. Hingegen sind die Zustimmungsergebnisse bei den Mitarbeitern im RD nahezu unverändert auf höchstem Niveau (bis zu 100 %).

4.5 Fazit

Die empfundene Mehrung der Arbeitsbelastung des RD-Personals lässt sich zum Teil auf das fehlende Vertrauen in die verwendete Technik zurückführen. Hier wurde vermehrt auf die Verbindungsproblematiken und/oder fehlende Funktionalität der verwendeten Hardware hingewiesen. Das fehlende Vertrauen könnte vermutlich nur mit Veränderung der technischen Parameter wieder hergestellt werden.

Um der Arbeitsbelastung durch zunehmende Einsatzzahlen im RD begegnen zu können, sind verschiedene Lösungsmöglichkeiten denkbar. Mit der Hinzunahme weiterer Rettungsmittel könnten die Einsatzzahlen des einzelnen Rettungsmittels zunächst verringert bzw. auf weitere Rettungswagen verteilt werden. Auch die Integration der Nummer des ärztlichen Rufdienstes (116117) in die Rettungsleitstellen wäre ein Ansatz, um die Weiterleitung von ‚Nicht-Notfällen' gewährleisten zu können.

Die Hypothese, dass sich die generelle Mitarbeiterzufriedenheit nach dem Pilotprojekt, statistisch gesehen, gesteigert hat, konnte nicht bestätigt werden. Stattdessen konnte aufgezeigt werden, dass sich eine Tendenz (nicht signifikant) der Abnahme der Zufriedenheit bei den Mitarbeitern im RD zeigt.

Der empfundenen fehlenden Autonomie im RD könnte mit einer Reduzierung der initialen NA-Alarmierungsquote (im RDB Straubing bei ca. 50 % der Notfalleinsätze) in Kombination mit dem TNA-System entgegengewirkt werden. Die Mitarbeiter könnten so auch häufiger eigenständig Maßnahmen ergreifen und durch den TNA begleiten lassen.

Um bei den Mitarbeitern ein besseres Verständnis für die rechtliche ‚Entlastung' durch delegierte Maßnahmen durch den TNA zu erreichen, könnten in Mitarbeiterschulungen explizit und detailliert die rechtlichen Rahmenbedingungen erklärt werden.

Die Mitarbeiter im TNA-Dienst haben eine Steigerung der Zufriedenheit erlebt. Diese Steigerung lässt sich darauf zurückführen, dass sich die eigene wahrgenommene Leistung gesteigert hat. Ebenso scheint die empfundene Bedeutsamkeit der ausgeübten Tätigkeit der TNA einen Einfluss auf die Steigerung der Zufriedenheit zu haben.

Bei der Auswertung der Ergebnisse zur Hypothese einer möglichen, durch die Mitarbeiter wahrgenommenen, Verbesserung der Qualität der Patientenversorgung konnte keine Veränderung festgestellt werden. Die Hypothese musste somit vollständig verworfen werden. Eine Möglichkeit zur Steigerung der wahrgenommenen Patientenversorgung könnte die Implementierung von Klick-Behandlungsalgorithmen für die TNA (vergleichbar mit der bayerischen Lösung der Telefonreanimation für Leistellendisponenten), welche sich an den aktuellen Leitlinien der Fachgesellschaften orientieren, sein. So könnten sich standardisierte Behandlungen zu einem wiederkehrenden Ablauf und somit zur Steigerung der Patientenversorgung etablieren. Eine mögliche Abhilfe scheinen hier gemeinsame Workshops oder Trainings. Zusammen mit standardisierten Behandlungsalgorithmen und weiteren Schulungen für präklinisches Personal könnte dies zu einer generellen Erhöhung der Patientensicherheit und/oder -versorgung führen. Die Beherrschbarkeit von durch den TNA delegierten und vom RD durchgeführten Maßnahmen kann unter Umständen beim präklinischen Personal nicht sichergestellt werden. Mit zusätzlichen Schulungen könnte dieser Unsicherheit entgegengewirkt werden.

Die erlebte Zusammenarbeit der Mitarbeiter mit dem TNA hat sich bei den Berufsgruppen RD und NA durch das Pilotprojekt gesteigert. Bei den Mitarbeitern im RD ist diese Veränderung signifikant nachweisbar. Um die empfundene Zusammenarbeit noch weiter zu steigern, wären ebenfalls gemeinsame Workshops und Jour-Fixe (landkreisübergreifend) empfehlenswert. Das würde die gegenseitige Bekanntheit zwischen den rettungsdienstlichen Besatzungen, NA und TNA weiter steigern und womöglich das Verständnis füreinander fördern.

Mit den erarbeiteten Maßnahmen und oben beschriebenen Lösungsansätzen für die festgestellten Problemstellungen lässt sich die empfundene Steigerung der Arbeitsbelastung aufgrund der Einführung eines TNA-Systems abfedern, die Arbeitszufriedenheit steigern, die wahrgenommene Qualität der Patientenversorgung erhöhen, sowie das Zusammenarbeitsempfinden mit dem TNA weiter anheben. Dies sollte vor dem Hintergrund einer Ausrollung des TNA-Projektes auf das ganze Bundesland Bayern fokussiert werden, um zum dauerhaften Gelingen dieses Projektes beizutragen.

4.6 Limitationen und Stärken

Limitationen

Eine vorherrschende Limitation, welche Einfluss auf die Aussagekraft dieser Forschungsarbeit hat, ist die geringe TN-Zahl der jeweiligen Berufsgruppen. Die geringe Anzahl von TN, welche an beiden Abfragen teilgenommen haben, hat zur Folge, dass die Auswertungen für unabhängige Stichproben durchgeführt werden mussten. Wie in Kapitel 3.6 beschrieben, hemmt dies die Aussagekraft der Signifikanztests. Die generell geringe Anzahl der TN (Rücklaufquoten von kleiner als 25 %) hat in einigen Auswertungen keine verbindliche Aussage zu einem Vorher-Nachher-Vergleich zugelassen. Ebenso ist anzuzeigen, dass nur wenige Vorher-Nachher-Vergleiche signifikante Unterschiede hervorgebracht haben.

Weiterhin sind technische Probleme in der Onlineabfrage als Negativpunkt anzuführen. Bei der Eingabe der jeweiligen Fragen in ‚LimeSurvey' wurde eine Frage nicht freigeschaltet und somit auch nicht abgefragt. Beendete ein TN die Umfrage nicht komplett bzw. hat die Umfrage vorzeitig abgebrochen, konnten teilweise nur unvollständige Daten für die Auswertung herangezogen werden.

Ein weiterer Punkt, welcher die Aussagekraft der Ergebnisse hemmt, ist eine mögliche Verzerrung der gegebenen Antworten durch mehrmalige Verzögerungen des Projektstartes. Aus persönlichen Gesprächen konnte der subjektive Eindruck gewonnen werden, dass sich dieser Umstand auf die Einstellung der Mitarbeiter dem Pilotprojekt gegenüber ausgewirkt hat. Möglicherweise liegt auch eine Selektionsbias in der Berufsgruppe der NA vor. Teilweise differieren die Ergebnisse der NA deutlich mit den Ergebnissen der ähnlichen Vergleichsstudie aus Greifswald.

Stärken

Aktuell gibt es nur wenige Studien, die sich mit Arbeitsbelastung und Arbeitszufriedenheit im Zusammenhang mit telemedizinischen Anwendungen beschäftigen. Das Forschungsfeld in der präklinischen Anwendung ebendieser ist, mit Ausnahme des Vergleichsprojektes in Greifswald, nach heutigem Kenntnisstand noch nicht beforscht. Somit liegt ein wichtiger Beitrag der vorliegenden Arbeit darin, die Einführung des TNA-Systems in Bayern mit entsprechenden Lösungsvorschlägen positiv zu beeinflussen.

Mit den oben beschriebenen Maßnahmen konnten trotz fehlender Signifikanzen dennoch Tendenzen zu den gestellten Hypothesen herausgearbeitet werden, welche Rückschlüsse auf die Einstellungen der Mitarbeiter zu dem TNA-System zulassen.

5 Zusammenfassung

Im Rahmen des Pilotprojektes des TNA Bayern wurde das Projekt einer wissenschaftlichen Evaluation unterzogen.

Hierzu wurden die Arbeitszufriedenheit, Arbeitsbelastung und weitere Einstellungen von rettungsdienstlichen Mitarbeitern zum TNA-Projekt untersucht.

Es wurde mit Hilfe von teilstrukturierten Experteninterviews ein eigener Fragebogen entwickelt. Zusammen mit einem bereits validierten Fragebogen zur Arbeitszufriedenheit und Arbeitsbelastung konnte jeweils eine Onlineumfrage vor und eine nach dem Pilotprojekt durchgeführt werden. Die gewonnenen Daten wurden strukturiert nach den aufgestellten Hypothesen ausgewertet und diskutiert.

Die Arbeitszufriedenheit sowie die Arbeitsbelastung weisen statistisch gesehen keine Veränderungen auf. Jedoch lässt sich eine mögliche Tendenz der Zunahme der Arbeitsbelastung sowie der Abnahme der Arbeitszufriedenheit beim Personal des Rettungsdienstes feststellen. Diesen Tendenzen liegen unter Umständen die stetig steigenden Einsatzzahlen im Rettungsdienst zu Grunde. Ein weiterer Grund für diese Tendenzen könnte die neu verwendete Technik sein. Weiterhin ist die wahrgenommene Qualität der Patientenversorgung mit dem TNA, durch die präklinischen Mitarbeiter unverändert. Die wahrgenommene Zusammenarbeit mit dem TNA hat sich hingegen verbessert. Hier lässt sich annehmen, dass mit zunehmender Routine die Voreingenommenheit gegenüber dem TNA-System nachgelassen hat.

Mit passenden Schulungsmaßnahmen und organisatorischen Veränderungen der präklinischen Rettungsmedizin kann verhindert werden, dass die Belastung weiter steigt bzw. die Zufriedenheit der Mitarbeiter zunehmend fällt. Ebenso soll durch diese Maßnahmen die empfundene Qualität der Patientenversorgung gesteigert und die Zusammenarbeit etabliert werden.

Literaturverzeichnis

1. Institut für Notfallmedizin und Medizinmanagement (INM) – LMU Klinikum. Rettungsdienstbericht Bayern 2020. 2020.
2. Bericht der Bundesregierung über die Maßnahmen auf dem Gebiet der Unfallverhütung im Straßenverkehr 2016 und 2017. 2018. Report No.: 19/5000.
3. Kopetsch T. Ärztemangel trotz Zuwachsraten. Deutsches Ärzteblatt. 2006;103(10).
4. Reimann B, Maier BC, Lott R, Konrad F. Gefährdung der Notarztversorgung im ländlichen Gebiet. Notfall & Rettungsmedizin. Mai 2004;7(3).
5. Schlechtriemen T, Lackner CK, Moecke H, Stratmann D, Altemeyer KH. Sicherung der flächendeckenden Notfallversorgung: notwendige Strukturverbesserungen. Notfall & Rettungsmedizin. Oktober 2003;6(6).
6. Maier BC, Dirks B. Zukunft des Notarztes – Zukunft des Rettungsdienstes. Notfall & Rettungsmedizin. Oktober 2003;6(6).
7. Gries A, Helm M, Martin E. Zukunft der präklinischen Notfallmedizin in Deutschland. Der Anaesthesist. August 2003;52(8).
8. Kaduszkiewicz H, Teichert U, van den Bussche H. Ärztemangel in der hausärztlichen Versorgung auf dem Lande und im Öffentlichen Gesundheitsdienst. Bundesgesundheitsbl. Februar 2018;61(2).
9. Brokmann JC, Czaplik M, Bergrath S, Valentin B, Hirsch F, Rossaint R, u.a. Telemedizin: Perspektiven für die ländliche Notfallversorgung. Notfall + Rettungsmedizin. Mai 2014;17(3).
10. Bayerisches Staatsministerium des Innern, für Sport und Integration. Planungen für bundesweit größtes Telenotarzt-Projekt abgeschlossen [Internet]. [zitiert 9. Mai 2021]. Verfügbar unter: https://www.stmi.bayern.de/med/pressemitteilungen/pressearchiv/2021/108/index.php
11. Bielmeier S, Groß S, Koncz V, Strahler K, Zech A. Evaluationsbericht gemäß Nr. 14.1 ANBest-IF – Pilotprojekt zur telemedizinischen Unterstützung der Notfallversorgung im Rettungsdienst einer ländlich strukturierten Region. 2021. Report No.: 01NVF16013.

12. Waschkau A, Zwierlein R, Steinhäuser J. Barriers and Enablers for Telemedical Applications in Family Physicians' Practices. Zeitschrift für Allgemeinmedizin. 2019;(10).
13. Scheid PL. Beitrag von Tele-Health zur „smarten" Gesundheitsversorgung. WMM. 2020;64(5).
14. Atinga RA, Abor PA, Suleman SJ, Anaba EA, Kipo B. e-health usage and health workers' motivation and job satisfaction in Ghana. Schouten B, Herausgeber. PLOS ONE. September 2020;15(9).
15. Aas IHM. Working with telemedicine: User characteristics and attitudes. J Telemed Telecare. Februar 2000;6(1).
16. Hahnenkamp K, Fleßa S, Hasebrook J, Brinkrolf P, Metelmann B, Metelmann C. Notfallversorgung auf dem Land: Ergebnisse des Pilotprojektes Land|Rettung. Berlin, Heidelberg: Springer Berlin Heidelberg; 2020.
17. Hasebrook J, Flessa S, Hahnenkamp K, Brinkrolf P, Metelmann B, Metelmann C, u.a. Evaluationsbericht gemäß Nr. 14.1 ANBest-IF – Zukunftsfeste notfallmedizinische Neuausrichtung eines Landkreises. Report No.: 01NVF16004.
18. Mousavi SM, Asayesh H, Sharififard F, Qorbani M. Job Satisfaction and Turnover Intention Among Anesthesiologists: An Iranian Study. Anesth Pain Med. April 2019;9(3).
19. Chao MC, Jou RC, Liao CC, Kuo CW. Workplace Stress, Job Satisfaction, Job Performance, and Turnover Intention of Health Care Workers in Rural Taiwan. Asia Pac J Public Health. März 2015;27(2).
20. Shields MA, Ward M. Improving nurse retention in the National Health Service in England: the impact of job satisfaction on intentions to quit. Journal of Health Economics. September 2001;20(5).
21. Neumayr A, Baubin M, Schinnerl A, Herausgeber. Herausforderung Notfallmedizin: Innovation – Vision – Zukunft. Berlin, Heidelberg: Springer Berlin Heidelberg; 2018.
22. Burkhart M. 112 – und niemand hilft [Internet]. PricewaterhouseCooper; 2012 Sep [zitiert 8. Mai 2021]. Verfügbar unter: https://www.pwc.de/de/gesundheitswesen-und-pharma/assets/pwc-studie-112-und-niemand-hilft-sep-2012.pdf
23. Goersch HG. Fachkräftemangel im Rettungsdienst: Wie ernst ist die Situation wirklich? [Internet]. [zitiert 8. Mai 2021]. Verfügbar

unter: https://www.skverlag.de/rettungsdienst/meldung/newsartikel/fachkraeftemangel-im-rettungsdienst-wie-ernst-ist-die-situation-wirklich.html

24. Beuting S. Retter gesucht – Personalmangel bei Notfallsanitätern [Internet]. Deutschlandfunk Kultur. [zitiert 8. Mai 2021]. Verfügbar unter: https://www.deutschlandfunkkultur.de/retter-gesucht-personalmangel-bei-notfallsanitaetern.976.de.html?dram:article_id=469520
25. Bundesministerium der Justiz und für Verbraucherschutz. NotSanG – Gesetz über den Beruf der Notfallsanitäterin und des Notfallsanitäters [Internet]. [zitiert 12. Mai 2021]. Verfügbar unter: https://www.gesetze-im-internet.de/notsang/BJNR134810013.html
26. VGH München, Beschluss v. 21.04.2021 – 12 CS 21 702 – Bürgerservice [Internet]. [zitiert 12. Mai 2021]. Verfügbar unter: https://www.gesetze-bayern.de/Content/Document/Y-300-Z-BECKRS-B-2021-N-8697?hl=true&fbclid=IwARohK-GdRfbtK5RXghtYbETSo-s8ijbZt-E8Iptx9xRh5VC3G2n1M_CiUoDI
27. Bundesrat. Entwurf eines Gesetzes zur Änderung des Notfallsanitätergesetzes. 428/19.
28. Christ P. Frustrierendes Kompetenzgerangel: Noch immer arbeiten Notfallsanitäter in einer rechtlichen Grauzone | Sonntagsblatt – 360 Grad evangelisch [Internet]. Sonntagsblatt. [zitiert 29. Januar 2022]. Verfügbar unter: https://www.sonntagsblatt.de/artikel/menschen/frustrierendes-kompetenzgerangel-noch-immer-arbeiten-notfallsanitaeter-einer
29. Schmiedel R, Behrendt H. Leistungen des Rettungsdienstes 2016/17. Bergisch Gladbach: Bundesanstalt für Straßenwesen; 2019 Okt.
30. Institut für Notfallmedizin und Medizinmanagement (INM) – LMU Klinikum. Rettungsdienstbericht Bayern 2018. 2018.
31. Institut für Notfallmedizin und Medizinmanagement (INM) – LMU Klinikum. Rettungsdienstbericht Bayern 2017. 2017.
32. Definition lebensbedrohlich [Internet]. [zitiert 25. Februar 2021]. Verfügbar unter: https://www.sign-lang.uni-hamburg.de/glex/konzepte/l7785.html
33. Bundesärztekammer. Indikationskatalog für den Notarzteinsatz. Deutsches Ärzteblatt. März 2013;110(11).

34. Helm M, Gliwitzky B, Gries A, Häske D, Hossfeld B. Herausforderungen für die Zukunft der prähospitale Notfallmedizin. Notfall + Rettungsmedizin. November 2017;20(7).
35. Bundesministerium für Gesundheit. E-Health [Internet]. [zitiert 2. März 2021]. Verfügbar unter: https://www.bundesgesundheitsministerium.de/service/begriffe-von-a-z/e/e-health.html
36. Schächinger U, Stieglitz SP, Kretschmer R, Nerlich M. Telemedizin und Telematik in der Notfallmedizin. Notfall & Rettungsmedizin [Internet]. 24. November 1999 [zitiert 28. Februar 2021];2(8). Verfügbar unter: http://link.springer.com/10.1007/s100490050179
37. Fischer F, Krämer A, Herausgeber. eHealth in Deutschland: Anforderungen und Potenziale innovativer Versorgungsstrukturen. 1. Auflage. Berlin Heidelberg: Springer Vieweg; 2016.
38. Bundesministerium für Gesundheit. Telemedizin [Internet]. [zitiert 2. März 2021]. Verfügbar unter: https://www.bundesgesundheitsministerium.de/service/begriffe-von-a-z/t/telemedizin.html
39. Bundesministerium Soziales, Gesundheit, Pflege und Konsumentenschutz. Telemedizin [Internet]. [zitiert 2. März 2021]. Verfügbar unter: https://www.sozialministerium.at/Themen/Gesundheit/eHealth/Telemedizin.html
40. Bericht der Bundesregierung über die Maßnahmen auf dem Gebiet der Unfallverhütung im Straßenverkehr 2004 und 2005. 2005. Report No.: 16/2100.
41. Schwamm LH, Audebert HJ, Amarenco P, Chumbler NR, Frankel MR, George MG, u.a. Recommendations for the Implementation of Telemedicine Within Stroke Systems of Care: A Policy Statement From the American Heart Association. Stroke. Juli 2009;40(7).
42. Schwamm LH, Holloway RG, Amarenco P, Audebert HJ, Bakas T, Chumbler NR, u.a. A Review of the Evidence for the Use of Telemedicine Within Stroke Systems of Care: A Scientific Statement From the American Heart Association/American Stroke Association. Stroke. Juli 2009;40(7).
43. Prause G, Orlob S, Auinger D, Eichinger M, Zoidl P, Rief M, u.a. System- und Fertigkeitseinsatz in einem österreichischen Notarztsystem: retrospektive Studie. Anaesthesist. Oktober 2020;69(10).

44. Felzen M, Beckers SK, Brockert A -K., Follmann A, Hirsch F, Rossaint R, u.a. Wie oft sind Notärzte an der Einsatzstelle erforderlich?: Eine Befragung von Notärzten in einem System der telemedizinischen Regelversorgung. Notfall Rettungsmed. September 2020;23(6).
45. Audebert HJ, Wimmer M, Hahn R, Schenkel J, Bogdahn U, Horn M, u.a. Can Telemedicine Contribute to Fulfill WHO Helsingborg Declaration of Specialized Stroke Care? Cerebrovascular Diseases. 2005;20(5).
46. Meyer BC, Raman R, Hemmen T, Obler, R, Zivin, JA, Rao, R, u.a. Efficacy of site-independent telemedicine in the STRokE DOC trial: a randomised, blinded, prospective study. The Lancet Neurology. 2008;7(9).
47. Ziegler V, Rashid A, Müller-Gorchs M, Kippnich U, Hiermann E, Kögerl C, u.a. Einsatz mobiler Computing-Systeme in der präklinischen Schlaganfallversorgung. Der Anaesthesist. Juli 2008;57(7).
48. Adams GL, Campbell PT, Adams JM, Strauss DG, Wall K, Patterson J, u.a. Effectiveness of Prehospital Wireless Transmission of Electrocardiograms to a Cardiologist Via Hand-Held Device for Patients With Acute Myocardial Infarction. The American Journal of Cardiology. November 2006;98(9).
49. Dhruva VN, Abdelhadi SI, Anis A, Gluckman W, Hom D, Dougan W, u.a. ST-Segment Analysis Using Wireless Technology in Acute Myocardial Infarction (STAT-MI) Trial. Journal of the American College of Cardiology. August 2007;50(6).
50. Tanguay A, Brassard E, Lebon J, Bégin F, Hébert D, Paradis JM. Effectiveness of a Prehospital Wireless 12-Lead Electrocardiogram and Cardiac Catheterization Laboratory Activation for ST-Elevation Myocardial Infarction. The American Journal of Cardiology. Februar 2017;119(4).
51. Charash WE, Caputo MP, Clark H, Callas PW, Rogers FB, Crookes BA, u.a. Telemedicine to a Moving Ambulance Improves Outcome After Trauma in Simulated Patients: The Journal of Trauma: Injury, Infection, and Critical Care. Juli 2011;71(1).
52. Kill C, Greb I, Wranze E, Hartmann H, Hündorf HP, Gliwitzky B, u.a. Kompetenzentwicklung im Rettungsdienst: Ein Pilotprojekt

zur erweiterten Notfalltherapie durch Rettungsassistenten. Notfall + Rettungsmedizin. Juni 2007;10(4).
53. Lin CF. Mobile Telemedicine: A Survey Study. Journal of Medical Systems. April 2012;36(2).
54. Sejersten M, Sillesen M, Hansen PR, Nielsen SL, Nielsen H, Trautner S, u.a. Effect on Treatment Delay of Prehospital Teletransmission of 12-Lead Electrocardiogram to a Cardiologist for Immediate Triage and Direct Referral of Patients With ST-Segment Elevation Acute Myocardial Infarction to Primary Percutaneous Coronary Intervention. The American Journal of Cardiology. April 2008;101(7).
55. Stuhr M, Dethleff D, Weinrich N, Nielsen M, Hory D, Kowald B, u.a. Notfallmedizinische Versorgung in Offshore-Windparks: Neue Herausforderungen in der deutschen Nord- und Ostsee. Der Anaesthesist. Mai 2016;65(5).
56. Valenzuela Espinoza A, Van Hooff RJ, De Smedt A, Moens M, Yperzeele L, Nieboer K, u.a. Development and Pilot Testing of 24/7 In-Ambulance Telemedicine for Acute Stroke: Prehospital Stroke Study at the Universitair Ziekenhuis Brussel-Project. Cerebrovasc Dis. 2016;42(1–2).
57. Pavlopoulos S, Kyriacou, E, Berler A, Dembeyiotis S, Koutsouris D. A novel emergency telemedicine system based on wireless communication technology – „ambulance“. IEEE Transactions on Information Technology in Biomedicine. 1998;2(4).
58. Mattos S da S, Hazin SMV, Regis CT, Soares de Araújo JS, Albuquerque FC de L, Moser LRDN, u.a. A telemedicine network for remote paediatric cardiology services in north-east Brazil. Bulletin of the World Health Organization. Dezember 2015;93(12).
59. Bundesärztekammer. (Muster-)Berufsordnung für die in Deutschland tätigen Ärztinnen und Ärzte. Deutsches Ärzteblatt. Februar 2019;
60. Bundesärztekammer. Beschlussprotokoll – 121. Deutscher Ärztetag. Juni 2018;
61. Mutschler W. Weg frei für die Telemedizin. Unfallchirurg. September 2019;122(9).
62. Krüger-Brand HE. Weg frei für die Telemedizin. Deutsches Ärzteblatt. Juni 2018;(6).

63. Bundesärztekammer. (Muster-)Berufsordnung für die in Deutschland tätigen Ärztinnen und Ärzte. Deutsches Ärzteblatt. 2015;9.
64. Jorzig A. Haftungsrisiken bei Telemedizin und Videosprechstunden. Gynäkologe. September 2020;53(9).
65. Landesärztekammer Brandenburg. Berufsordnung der Landesärztekammer Brandenburg. Nov, 2012.
66. Bundesministerium der Justiz und für Verbraucherschutz. SGB 5 – nichtamtliches Inhaltsverzeichnis [Internet]. [zitiert 14. März 2021]. Verfügbar unter: https://www.gesetze-im-internet.de/sgb_5/
67. Kassenärztliche Bundesvereinigung. Vereinbarung über die Anforderungen an die technischen Verfahren zur Videosprechstunde – Anlage 31b. 2021 Feb.
68. Kassenärztliche Bundesvereinigung. Vereinbarung über die Anforderungen an die technischen Verfahren zur Videosprechstunde. Deutsches Ärzteblatt. November 2019;116(46).
69. Urbanek M. Telemedizin: Tops und Flops in Corona-Zeiten. MMW – Fortschritte der Medizin. Januar 2021;163(1).
70. Mangiapane DS, Zhu L, Czihal T. Veränderung der vertragsärztlichen Leistungsinanspruchnahme während der COVID-Krise. 2020 Nov. Report No.: 1. HJ 2020.
71. Wosnitzka D. Presseinformation – Zi veröffentlicht Trendreport zur Entwicklung der vertragsärztlichen Versorgung im 1.Halbjahr 2020. 2020 Nov.
72. Jedamzik S. Digitale Gesundheit und Pflege: Die Zukunft ist jetzt. Unfallchirurg. September 2019;122(9).
73. Grätzel von Grätz P. Internationaler Vergleich: Telemedizin ist seit Jahrzehnten im Einsatz [Internet]. Ersatzkasse Magazin. 2013 [zitiert 21. Januar 2021]. Verfügbar unter: https://www.vdek.com/magazin/ausgaben/2013-01-02/titel-telemedizin-international.html
74. Klawon B. Telenotarzt bei der Berliner Feuerwehr gestartet – Behörden Spiegel [Internet]. [zitiert 18. Mai 2021]. Verfügbar unter: https://www.behoerden-spiegel.de/2021/05/17/telenotarzt-bei-der-berliner-feuerwehr-gestartet/
75. Schmitz-Eggen L. Borken wird erster Telenotarzt-Standort in Westfalen [Internet]. [zitiert 14. März 2021]. Verfügbar unter: https://www.rettungsdienst.de/news/borken-wird-erster-telenotarzt-standort-in-westfalen-64789

76. Aachener Zeitung. Einsatz über Funk: Telenotarzt bald auch in Heinsberg und Düren [Internet]. Aachener Zeitung. 2011 [zitiert 14. März 2021]. Verfügbar unter: https://www.aachener-zeitung.de/nrw-region/telenotarzt-bald-auch-in-heinsberg-und-dueren_aid-26878237
77. Everling S. Behandlung per Funk: Telenotarzt-System seit zwei Jahren im Kreis Euskirchen in Betrieb [Internet]. Kölner Stadt-Anzeiger. 2019 [zitiert 14. März 2021]. Verfügbar unter: https://www.ksta.de/region/euskirchen-eifel/behandlung-per-funk-telenotarzt-system-seit-zwei-jahren-im-kreis-euskirchen-in-betrieb-32221660
78. S+K Verlag für Notfallmedizin. Ludwigsburg und Freiburg werden Telenotarztstandorte [Internet]. [zitiert 14. März 2021]. Verfügbar unter: https://www.skverlag.de/rettungsdienst/meldung/newsartikel/ludwigsburg-und-freiburg-werden-telenotarztstandorte.html
79. Schmitz-Eggen L. Niedersachsen: Goslar geht beim Telenotarzt-System voran | rettungsdienst.de [Internet]. [zitiert 14. März 2021]. Verfügbar unter: https://www.rettungsdienst.de/news/niedersachsen-goslar-geht-beim-telenotarzt-system-voran-64679
80. Universitätsklinikum Greifswald. Telenotarzt [Internet]. 2017 [zitiert 14. März 2021]. Verfügbar unter: https://www2.medizin.uni-greifswald.de/intensiv/notfallmedizin/projekt-landrettung/telenotarzt/
81. Stadt Gütersloh. Telenotarzt wird im Kreis Gütersloh eingeführt [Internet]. [zitiert 14. März 2021]. Verfügbar unter: https://www.guetersloh.de/de/rathaus/presseportal/news/meldungen/telenotarztsystem-kreis.php
82. Zahorsky I. Schleswig-Holstein fördert Telemedizin auf den Halligen [Internet]. [zitiert 14. März 2021]. Verfügbar unter: https://www.egovernment-computing.de/schleswig-holstein-foerdert-telemedizin-auf-den-halligen-a-699944/
83. Schmitz-Eggen L. Versorgung mit Telemedizin und Ersthelfern verbessern – Havelland [Internet]. [zitiert 14. März 2021]. Verfügbar unter: https://www.rettungsdienst.de/news/versorgung-mit-tele medizin-und-ersthelfern-verbessern-61340
84. Kreis Lippe. Höhere Qualität in der Notfallversorgung [Internet]. [zitiert 14. März 2021]. Verfügbar unter: https://www.kreis-lippe.de/kreis-lippe/verwaltung-und-service/themen-und-projekte/bevoelkerungsschutz/telenotarzt.php

85. Laibacher L. Digitale Notfallmedizin in Ludwigsburg: Retter am Bildschirm – Ludwigsburg [Internet]. [zitiert 14. März 2021]. Verfügbar unter: https://www.stuttgarter-nachrichten.de/inhalt.digitale-notfallmedizin-in-ludwigsburg-retter-am-bildschirm.d1374bd7-9861-49a7-99b2-5399e554e354.html
86. op-online.de. Telenotarzt: Der Kreis rüstet weiter auf – Technische Verfügbarkeit auch in dicht bewaldeten Gebieten [Internet]. [zitiert 14. März 2021]. Verfügbar unter: https://www.op-online.de/region/main-kinzig-kreis/main-kinzig-kreis-telenotarzt-der-kreis-ruestet-weiter-auf-technische-verfuegbarkeit-auch-in-dicht-bewaldeten-gebieten-90063855.html
87. Ärzteblatt.de. Münster baut Tele-Notarzt-System auf [Internet]. Deutsches Ärzteblatt. 2020 [zitiert 14. März 2021]. Verfügbar unter: https://www.aerzteblatt.de/nachrichten/115325/Muenster-baut-Tele-Notarzt-System-auf
88. NDR. Pilotprojekt: Northeim steigt in Telenotfallmedizin ein [Internet]. [zitiert 1. Juli 2021]. Verfügbar unter: https //www.ndr.de/nachrichten/niedersachsen/braunschweig_harz_goettingen/Pilotprojekt-Northeim-steigt-in-Telenotfallmedizin-ein,telenotarzt104.html
89. Landkreis Teltow-Fläming. Rettungsdienst wird digital [Internet]. [zitiert 14. März 2021]. Verfügbar unter: http://www.teltow-flaeming.de/de/aktuelles/2019/06/rettungsdienst-ava-notarztsystem.php
90. Ärzteblatt.de. Telenotärzte unterstützen Rettungsdienst in Thüringen [Internet]. Deutsches Ärzteblatt. 2020 [zitiert 14. März 2021]. Verfügbar unter: https://www.aerzteblatt.de/nachrichten/112493/Telenotaerzte-unterstuetzen-Rettungsdienst-in-Thueringen
91. S+K Verlag für Notfallmedizin. Weimar startet Telenotarzt-Pilotprojekt [Internet]. [zitiert 8. Juli 2021]. Verfügbar unter: https://www.skverlag.de/rettungsdienst/meldung/newsartikel/weimar-startet-telenotarzt-pilotprojekt.html
92. VIMED. Pilotprojekt zur telemedizinischen Unterstützung der Notfallversorgung im Rettungsdienst [Internet]. [zitiert 2. April 2021]. Verfügbar unter: https://www.vimed.de/de/referenzen/telenotarzt.php?lang=de
93. IQ MEDWORKS. Telenotarzt [Internet]. [zitiert 2. April 2021]. Verfügbar unter: https://www.iqmx.eu/innovationen/telenotarzt/

94. www.telenotarzt.bayern. Pilotprojekt zur telemedizinischen Unterstützung der Notfallversorgung im Rettungsdienst [Internet]. [zitiert 2. April 2021]. Verfügbar unter: https://www.telenotarzt.bayern/
95. Telenotarzt Bayern – Beratergremium. Fragen und Antworten zum Pilotprojekt zur telemedizinischen Unterstützung der Notfallversorgung im Rettungsdienst. Dezember 2017;
96. Bayerisches Staatsministerium des Innern, für Sport und Integration. Notarzt-Indikationskatalog [Internet]. [zitiert 21. April 2021]. Verfügbar unter: https://www.stmi.bayern.de/assets/stmi/sus/rettungswesen/id3_26e_fachthema_notarztindikationskatalog_20130222.pdf
97. Bayerischen Staatsministeriums, des Innern, für Bau und Verkehr, Bayerische Staatskanzlei. Alarmierung im Rettungsdienst, Brand- und Katastrophenschutz in Bayern – Anlage. Juni 2016;
98. www.telenotarzt.bayern. Was macht ein Telenotarzt? [Internet]. [zitiert 2. April 2021]. Verfügbar unter: https://www.telenotarzt.bayern/was-ist-telenotarzt/
99. Deutsches Institut für Normung. DIN EN ISO 6385:2016 – Grundsätze der Ergonomie für die Gestaltung von Arbeitssysten. 2016.
100. Breinbauer M. Arbeitsbedingungen und Arbeitsbelastungen in der Pflege: Eine empirische Untersuchung in Rheinland-Pfalz. Wiesbaden: Springer Fachmedien Wiesbaden; 2020.
101. Deutsche Gesetzliche Unfallversicherung. Handlungsanleitung für die arbeitsmedizinische Vorsorge – BGI/GUV-I 504-46. Juli 2009;
102. Demerouti E, Deutsches Institut für Normung, Herausgeber. Psychische Belastung und Beanspruchung am Arbeitsplatz: inklusive DIN EN ISO 10075-1 bis -3. 1. Aufl. Berlin Wien Zürich: Beuth-Verl; 2012. (Forum Arbeitsschutz).
103. Schorn NK. Stressbewältigung und Burnout im Rettungsdienst. Berlin: Logos-Verl; 2011.
104. Poppelreuter S, Mierke K. Psychische Belastungen am Arbeitsplatz: Ursachen – Auswirkungen – Handlungsmöglichkeiten. 3., völlig neu bearb. und wesentlich erw. Aufl. Berlin: Schmidt; 2008. 270 S.
105. Karutz H, Overhagen M, Stum J. Psychische Belastungen im Wachalltag von Rettungsdienstmitarbeitern und Feuerwehrleuten. Präv Gesundheitsf. August 2013;8(3).

106. Oesterreich R, Volpert W, Herausgeber. Psychologie gesundheitsgerechter Arbeitsbedingungen: Konzepte, Ergebnisse und Werkzeuge zur Arbeitsgestaltung. 1. Aufl. Bern ; Seattle: Hans Huber; 1999.
107. Burn-out an „occupational phenomenon“: International Classification of Diseases [Internet]. [zitiert 7. August 2022]. Verfügbar unter: https://www.who.int/news/item/28-05-2019-burn-out-an-occupational-phenomenon-international-classification-of-diseases.
108. Six B, Felfe J. Einstellungen und Werthaltungen im organisationalen Kontext. In: Schuler H, Birbaumer NP, Herausgeber. Organisationspsychologie: Grundlagen und Personalpsychologie. Göttingen: Verlag für Psychologie; 2004.
109. Locke EA. What is Job Satisfaction? Organizational Behavior and Human Performance. 1969;4(4).
110. Neuberger O. Theorien der Arbeitszufriedenheit. Kohlhammer; 1974.
111. Six B, Kleinbeck U. Arbeitsmotivation und Arbeitszufriedenheit. In: Roth E, Schuler H, Weinert AB, Herausgeber. Organisationspsychologie. Göttingen: Verlag für Psychologie; 1989.
112. Hoppock R. Job Satisfaction. Harper; 1935.
113. Krause-Pilatus A, Rinne U, Schneider H. Arbeitszufriedenheit in der modernen Arbeitswelt. Institute of Labor Economics. August 2019;
114. Wittig P, Nöllenheidt C, Brenscheidt S. Grundauswertung der BIBB/BAuA-Erwerbstätigenbefragung 2012. :63.
115. Weaver CN. Job Satisfaction in the United States in the 1970s. Journal of Applied Psychology. 1980;65(3):4.
116. Rusch S. Stressmanagement: Ein Arbeitsbuch für die Aus-, Fort- und Weiterbildung. Berlin, Heidelberg: Springer; 2019.
117. Ferreira Y. Arbeitszufriedenheit: Grundlagen, Anwendungsfelder, Relevanz. Verlag W. Kohlhammer; 2020.
118. Fischer L. Strukturen der Arbeitszufriedenheit: Zur Analyse individueller Bezugssysteme. Göttingen: Verlag für Psychologie, C.J. Hogrefe; 1989.
119. Maier GW. Definition: Prozesstheorien der Motivation [Internet]. Springer Fachmedien Wiesbaden GmbH; [zitiert 1. September 2021]. Verfügbar unter: https://wirtschaftslexikon.gabler.de/definition/prozesstheorien-der-motivation-45549/version-268841.

120. v. Rosenstiel L, Nerdinger FW. Grundlagen der Organisationspsychologie: Basiswissen und Anwendungshinweise. 7. Aufl. Stuttgart: Schäffer-Poeschel; 2011.
121. Maier GW. Definition: Zweifaktorentheorie [Internet]. [zitiert 1. Juli 2021]. Verfügbar unter: https://wirtschaftslexikon.gabler.de/definition/zweifaktorentheorie-48072
122. Bruggemann A, Groskurth P, Ulich E. Arbeitszufriedenheit. Bern: H. Huber; 1975.
123. Herzberg F, Mausner B, Snyderman BB. The motivation to work. New Brunswick, N.J., U.S.A: Transaction Publishers; 1993. 157 S.
124. Hackman JR, Oldham GR. Development of the Job Diagnostic Survey. Journal of Applied Psychology. 1975;60(2).
125. Hackman JR, Oldham GR. Motivation through the design of work: test of a theory. Organizational Behavior and Human Performance. August 1976;16(2).
126. Brandstätter V, Frey D. Motivation zu Arbeit und Leistung. In: Schuler H, Herausgeber. Enzyklopädie der Psychologie. Göttingen: Hogrefe; 2004.
127. Weyer G, Hodapp V, Neuhäuser S. Subjektive Zufriedenheit und Belastung von Arbeit und Beruf [Internet]. ZIS – GESIS Leibniz Institute for the Social Sciences; 1997 [zitiert 1. März 2018] S. Verfügbar unter: http://zis.gesis.org/DoiId/zis3
128. Lazarus RS, Launier R. Stressbezogene Transaktionen zwischen Person und Umwelt. In: Nitsch JR, Allmer H, Herausgeber. Stress: Theorien, Untersuchungen, Massnahmen. Bern [etc.]: H. Huber; 1981.
129. Lazarus RS. Stress and emotion: a new synthesis. New York: Springer Pub. Co; 1999.
130. Lazarus RS. Emotion and adaptation. New York: Oxford University Press; 1991.
131. Lazarus RS. Psychological Stress and the Coping Process. McGraw-Hill; 1966.
132. Kurz J. Stressmodell Lazarus – einfach erklärt & Beispiele [Internet]. Büro-Kaizen. 2013 [zitiert 18. November 2021]. Verfügbar unter: https://www.buero-kaizen.de/stressmodell-lazarus/
133. Roth K, Baier N, Busse R, Henschke C. Arbeitszufriedenheit und Burnout in der präklinischen Notfallversorgung: Eine Onlineumfrage bei nichtärztlichen Mitarbeitern. Notfall Rettungsmed. Mai 2021;

134. Hering T, Beerlage I. Arbeitsbedingungen, Belastungen und Burnout im Rettungsdienst. Notfall & Rettungsmedizin. Oktober 2004;7(6)
135. Reardon M, Abrahams R, Thyer L, Simpson P. Review article: Prevalence of burnout in paramedics: A systematic review of prevalence studies. Emergency Medicine Australasia [Internet]. April 2020 [zitiert 7. August 2022];32(2). Verfügbar unter: https://onlinelibrary.wiley.com/doi/10.1111/1742-6723.13478
136. Runggaldier K, Berndt S. Berufszufriedenheit des Rettungsfachpersonals. Rettungsdienst. 1997;20(8).
137. Gebhardt H, Klußmann A, Maßbeck P, Topp S, Steinbeck U. Sicherheit und Gesundheit im Rettungsdienst. Bremerhaven: Wirtschaftsverlag NW, Verl. für Neue Wiss; 2006. (Schriftenreihe der Bundesanstalt für Arbeitsschutz und Arbeitsmedizin Forschung).
138. Rettungszweckverband Straubing. Rettungsdienstbereich Straubing [Internet]. [zitiert 22. Februar 2021]. Verfügbar unter: https://www.zrf-straubing.de/rdb-straubing.html
139. Institut für Notfallmedizin und Medizinmanagement (INM) – LMU Klinikum. Email: Informationen RDB Straubing. 2021.
140. Institut für Notfallmedizin und Medizinmanagement (INM) – LMU Klinikum. Rettungsdienstbericht Bayern 2019. 2019.
141. Mayring P. Einführung in die qualititative Sozialforschung: eine Anleitung zu qualitativem Denken. 5. Aufl. Weinheim Basel: Beltz; 2002.
142. Reinders H, Ditton H, Gräsel C, Gniewosz B, Herausgeber. Empirische Bildungsforschung: Strukturen und Methoden. 1. Aufl. Wiesbaden: Verlag für Sozialwissenschaften; 2011.
143. Mayring P. Qualitative Inhaltsanalyse: Grundlagen und Techniken. 12. Aufl. Weinheim Basel: Beltz Verlag; 2015.
144. Neuberger O, Allerbeck M. Messung und Analyse von Arbeitszufriedenheit: Erfahrungen mit dem „Arbeitsbeschreibungsbogen (ABB)“. Bern: Huber; 1978.
145. Cronbach LJ. Coefficient alpha and the internal structure of tests. Psychometrika. 1951;16(3).
146. Streiner DL. Starting at the Beginning: An Introduction to Coefficient Alpha and Internal Consistency. Journal of Personality Assessment. Februar 2003;80(1).

147. Hulin C, Cudeck R, Netemeyer R. Measurement. Journal of Consumer Psychology. 2001;10(1 & 2).
148. Hemmerich WA. Cronbachs Alpha: Auswerten und berichten | StatistikGuru.de [Internet]. [zitiert 1. April 2022]. Verfügbar unter: https://statistikguru.de/spss/reliabilitaetsanalyse/auswerten-und-berichten-2.html
149. Zimmerman DW. A Note on Interpretation of the Paired-Samples t Test. Journal of Educational and Behavioral Statistics. 1997;22(3).
150. Roberts CJ, Dupps WJ. Paired versus unpaired significance testing: How improper statistical analysis altered interpretation of posterior surface changes after LASIK. Journal of Cataract and Refractive Surgery. Juni 2014;40(6).
151. Derrick B, White P, Toher D. Parametric and Non-Parametric Tests for the Comparison of Two Samples Which Both Include Paired and Unpaired Observations. J Mod Appl Stat Methods. März 2020;18(1).
152. Fagerland MW. t-tests, non-parametric tests, and large studies—a paradox of statistical practice? BMC Medical Research Methodology. 2012;12(1).
153. Field A. Discovering statistics using IBM SPSS statistics. 5. Aufl. Thousand Oaks, CA: SAGE Publications; 2017.
154. Duller C. Einführung in die nichtparametrische Statistik mit SAS und R: ein anwendungsorientiertes Lehr- und Arbeitsbuch. Heidelberg; 2008.
155. Rasch B, Friese M, Hofmann W, Naumann E. Quantitative Methoden 2. Berlin, Heidelberg: Springer Berlin Heidelberg; 2014.
156. Leonhart R. Lehrbuch Statistik: Einstieg und Vertiefung. 3. Aufl. Bern: Verlag Hans Huber; 2013.
157. Herrmann D. Wahrscheinlichkeitsrechnung und Statistik: 30 BASIC-Programme. 2. Aufl. Braunschweig: Vieweg; 1984.
158. Rosenthal R. Meta-analytic procedures for social research. Newbury Park: Sage Publications; 1991.
159. Fritz CO, Morris PE, Richler JJ. Effect size estimates: Current use, calculations, and interpretation. Journal of Experimental Psychology: General [Internet]. 2012 [zitiert 3. Januar 2022];141(1). Verfügbar unter: http://doi.apa.org/getdoi.cfm?doi=10.1037/a0024338
160. Cohen J. Statistical power analysis for the behavioral sciences. 2nd ed. Hillsdale, N.J: L. Erlbaum Associates; 1988.

161. Interpretieren aller Statistiken für Kruskal-Wallis-Test [Internet]. [zitiert 1. Mai 2022]. Verfügbar unter: https://support.minitab.com/de-de/minitab/19/help-and-how-to/statistics/nonparametrics/how-to/kruskal-wallis-test/interpret-the-results/all-statistics/
162. www.limesurvey.org. Schnellstart Anleitung – LimeSurvey 3.0+ [Internet]. [zitiert 12. Mai 2021]. Verfügbar unter: https://manual.limesurvey.org/Quick_start_guide_-_LimeSurvey_3.0%2B/de#Einleitung_-_Was_ist_LimeSurvey.3F
163. Metelmann C, Metelmann B, Bartels J, Laslo T, Fleßa S, Hasebrook J, u.a. Was erwarten Mitarbeiter der Notfallmedizin vom Telenotarzt?: Ergebnisse einer Befragungsstudie vor der Einführung eines Telenotarztes in Vorpommern-Greifswald. Notfall + Rettungsmedizin. 11. September 2018;
164. Ziegler A, Bernet M, Metzenthin P, Conca A, Hahn S. Arbeitsbelastung von Pflegehelfenden in Schweizer Alters- und Pflegeheimen: Nichtlineare kanonische Korrelationsanalyse. Z Gerontol Geriat. August 2016;49(6).
165. Lehweß-Litzmann R, Hofmann T. Fachkräftenachwuchs für den Rettungsdienst? Soziologisches Forschungsinstitut Göttingen; 2022.
166. Rinne U, Zimmermann KF, Hirsch-Kreinsen H, Heßler M, Staab P, Nachtwey O, u.a. Arbeit und Digitalisierung. Aus Politik und Zeitgeschichte. 2016;66(18–19).
167. Hoppe A. Technikstress Beanspruchung durch Technik Darstellung ausgewählter Ergebnisse einer Grundlagenuntersuchung zu Technikstress. ErgoMed : Zeitschrift für praktische Arbeitsmedizin, Arbeitshygiene und Umweltmedizin [Internet]. 2012 [zitiert 11. Mai 2022];(4). Verfügbar unter: https://www.ergo-med.de/arbeitsschutz/technikstress-%c2%96-beanspruchung-durch-technik-darstellung-ausgewaehlter-ergebnisse-einer-grundlagenuntersuchung-zu-technik stress/
168. Für Entscheider [Internet]. Telenotarzt – Das Original aus Aachen. Für Deutschland. [zitiert 22. Mai 2022]. Verfügbar unter: https://www.telenotarzt.de/fuer-entscheider/
169. Davis FD. Perceived Usefulness, Perceived Ease of Use, and User Acceptance of Information Technology. MIS Quarterly [Internet]. September 1989 [zitiert 8. Mai 2021];13(3):319. Verfügbar unter: https://www.jstor.org/stable/249008?origin=crossref

170. Ahler E. Retten am Limit: So gehen Notärzte mit einer immer höheren Belastung um [Internet]. Gesundheit: Aktuelle News und Updates. [zitiert 22. Mai 2022]. Verfügbar unter: https://www.nw.de/lokal/kreis_herford/herford/22560801_Wie-Notaerzte-ihren-Dienstall-tag-im-Kreis-Herford-erleben.html
171. Lipovsek C. Neue Wache ist nötig: Rettungsdienst in Neumünster arbeitet am Limit | shz.de [Internet]. 2019 [zitiert 22. Mai 2022]. Verfügbar unter: https://www.shz.de/lokales/holsteinischer-courier/rettungsdienst-in-neumuenster-arbeitet-am-limit-id22453032.html
172. Gritti F. Rettungsdienst: Zahl der Einsätze steigt von Jahr zu Jahr [Internet]. Der Spiegel. 2018 [zitiert 22. Mai 2022]. Verfügbar unter: https://www.spiegel.de/panorama/gesellschaft/rettungsdienst-zahl-der-einsaetze-steigt-von-jahr-zu-jahr-a-1203793.html
173. Kraus M. Rettungsdienst – Im Notfall kommen die Ehrenamtlichen [Internet]. Süddeutsche.de. [zitiert 22. Mai 2022]. Verfügbar unter: https://www.sueddeutsche.de/muenchen/wolfratshausen/rettungs-dienst-im-notfall-eilen-jetzt-diese-ehrenamtlichen-retter-zu-den-patienten-1.3537589
174. Vahs D. Organisation: ein Lehr- und Managementbuch. 10., überarbeitete Auflage. Stuttgart [Freiburg]: Schäffer-Poeschel Verlag; 2019.
175. Reichheld FF. The One Number You Need to Grow. Harvard Business Review. 2003;
176. Ratna R. The impact of Information Technology on Job Related Factors lik e Health and Safety, Job Satisfaction, Performance, Productivity and Work Life Balance. J Bus Fin Aff. 2016;05(01).
177. Newstral.com. Nach jahrelangem bundesweitem Streit: Notfallsanitäter dürfen künftig Leben retten [Internet]. [zitiert 27. August 2022]. Verfügbar unter: https://www.marbacher-zeitung.de/inhalt.nach-jahrelangem-bundesweitem-streit-notfallsanitaeter-duerfen-kuenftig-leben-retten.32299eed-9f12-40fb-ba39-a191088ec936.html
178. Eismann H, Enke K, Scheinichen F, Böhmelt D, Flentje M. Evaluation der Notfallsanitäterprüfung in Niedersachsen: Eine subjektive Bewertung aus Sicht von Prüfungsverantwortlichen. Notfall Rettungsmed. September 2019;22(6).
179. Everly GS. A clinical guide to the treatment of the human stress response. New York: Plenum Press; 1989.

Abbildungsverzeichnis

Tabellenverzeichnis

Publikationsliste

Teile, Inhalte und Formulierungen dieser Forschungsarbeit sind im Vorfeld mit in den Abschlussbericht des Innovationsfons (Förderkennzeichen 01NVF16013) gemäß Nr. 14.1 ANBest-IF mit dem Titel „Telenotarzt Bayern – Pilotprojekt zur telemedizinischen Unterstützung der Notfallversorgung im Rettungsdienst einer ländlich strukturierten Region“ eingeflossen. Die zum Zeitpunkt der Erstellung des Abschlussberichts vorliegenden Datenstände dieser Forschungsarbeit wurden dem INM zur Ausarbeitung ebendiesem zur Verfügung gestellt.

Anhang

Informationsschreiben

Hier sind die Informations- und Einwilligungsschreiben angefügt, welche den TN der strukturierten Interviews im Vorfeld zur Unterzeichnung vorgelegt wurden. Erstellt wurden diese Schreiben vom INM.

LMU | KLINIKUM DER UNIVERSITÄT MÜNCHEN | INSTITUT FÜR NOTFALLMEDIZIN UND MEDIZINMANAGEMENT | INM

Evaluation des Pilotprojektes Telenotarzt Bayern

Informationsschreiben Strukturiertes Interview

Name ______________________________

Institut für Notfallmedizin und Medizinmanagement
Klinikum der Universität München

Ansprechpartnerin: Dr. Alexandra Zech

Telefon +49 (0)89 4400 - 57101
Telefax +49 (0)89 4400- 57102
alexandra.zech@med.uni-muenchen.de

Postanschrift:
Schillerstraße 53
D-80336 München

Sehr geehrte Kollegin, sehr geehrter Kollege,

Wir bitten Sie, auf diesem Formular anzugeben, ob Sie damit einverstanden sind, im Rahmen der Evaluation des Pilotprojektes Telenotarzt Bayern, die durch das Institut für Notfallmedizin und Medizinmanagement des Klinikums der Universität München (INM) ein paar Fragen zu beantworten.

Zweck: Um zu erheben, inwieweit sich das Telenotarztsystem auf die direkte Arbeit auswirkt und wie es von den Personen eingeschätzt wird, die mit dem System arbeiten, ist eine Befragung aller beteiligter Personen vor und nach der Pilotphase geplant. Damit in diesem geplanten Fragebogen auch die Themen abgefragte werden, die relevant sind, führen wir vorher Interviews mit Vertretern aller beteiligter Zielgruppen durch, um darauf aufbauend den Fragebogen entsprechend anpassen zu können. Thema des Interviews ist die persönliche Einstellung gegenüber dem System, sowie Hoffnungen und Befürchtungen, die mit dem Pilotprojekt verbunden sind.

Datenschutz: Um das Interview standardisiert auswerten zu können, werden Tonaufnahmen gemacht. Diese werden im Anschluss transkribiert und danach vollständig gelöscht (voraussichtlich ca. 3 Wochen nach dem Interview). Die Transkripte sind vollkommen anonym. Ihr Name oder andere demographische Daten tauchen an keiner Stelle auf. Zugriff auf die Transkripte und die Audiodateien haben ausschließlich die Studienleiterin Dr. Alexandra Zech und der Doktorand Stefan Schmerbeck. Die Daten und Videos werden auf Servern des INM gespeichert. Die anonymen Transkripte werden **10 Jahre** lang archiviert und danach vollständig gelöscht. Bei dieser Studie werden die Vorschriften über die ärztliche Schweigepflicht und den Datenschutz eingehalten. Im Falle von Veröffentlichungen der Studienergebnisse bleibt die Vertraulichkeit der persönlichen Daten gewährleistet. Die Speicherung und Auswertung erfolgt ausschließlich für wissenschaftliche Zwecke.

Veröffentlichung: Die Ergebnisse der Fragebogenerhebung, die auf den Interviews aufbaut, werden in wissenschaftlichen Fachzeitschriften, Postern oder Vorträgen z. B. auf Fachkongressen veröffentlicht. Ggf. werden hierbei Zitate aus den Interviews zur Veranschaulichung verwendet. Es werden keine Rückschlüsse zu Ihrer Person möglich sein. Eine öffentliche Vorführung des Tonmaterials erfolgt in keinem Fall.

Nutzen/Risiko: Die Teilnahme an dieser Studie ist vollkommen freiwillig. Es wird nicht erhoben oder weitergegeben, welche Personen an dieser Studie teilgenommen haben. Sie werden im Rahmen der Studie keinen Risiken ausgesetzt.

Abb. 41: Informations- und Einwilligungsschreiben vorher Seite 1

Einwilligungserklärung:

Ich stimme zu, im Rahmen der Evaluation des Pilotprojektes Telenotarzt Bayern nach Maßgabe des obenstehenden Informationsschreibens am strukturierten Interview teilzunehmen. Auf finanzielle Forderungen verzichte ich.

Diese Einverständniserklärung kann von mir jederzeit schriftlich oder mündlich ohne Angabe von Gründen widerrufen werden, ohne dass mir dadurch ein Nachteil entsteht. Die Teilnahme an der Studie ist vollkommen freiwillig. Mir entstehen keine Nachteile, wenn ich die Teilnahme ablehne.

____________________ ____________________
Ort, Datum Unterschrift Studienteilnehmer

____________________ ____________________
Ort, Datum Unterschrift Studienleiter

Ansprechpartnerin für Nachfragen:
Dr. Alexandra Zech, alexandra.zech@med.uni-muenchen.de, 089/4400-57101

Abb. 42: Informations- und Einwilligungsschreiben vorher Seite 2

LMU KLINIKUM DER UNIVERSITÄT MÜNCHEN INSTITUT FÜR NOTFALLMEDIZIN UND MEDIZINMANAGEMENT INM

Institut für Notfallmedizin und Medizinmanagement
Klinikum der Universität München

Ansprechpartnerin: Viola Koncz

Telefon +49 (0)89 4400 - 57101
Telefax +49 (0)89 4400- 57102
alexandra.zech@med.uni-muenchen.de

Postanschrift:
Schillerstraße 53
D-80336 München

Evaluation des Pilotprojektes Telenotarzt Bayern

Informationsschreiben Strukturiertes Interview

Name ______________________________

Sehr geehrte Kollegin, sehr geehrter Kollege,

Wir bitten Sie, auf diesem Formular anzugeben, ob Sie damit einverstanden sind, im Rahmen der Evaluation des Pilotprojektes „Telenotarzt Bayern", ein paar Fragen zu beantworten.

Zweck: Im Rahmen des Pilotprojektes „Telenotarzt Bayern" wurde das Institut für Notfallmedizin und Medizinmanagement des Klinikums der Universität München (INM) mit der Evaluation des Projektes beauftragt. Auftraggeber ist hierbei die Firma IQ.medworks, die das Pilotprojekt Telenotarzt im Rettungsdienstbereich Straubing umsetzt. Um in die Evaluation einbeziehen zu können, welche Vorteile und welche Probleme sich während der Pilotphase aus der Nutzung des Telenotarztsystems ergeben haben, führen wir Interviews mit Personen durch, die direkt mit dem System arbeiten. Daher möchten wir Sie fragen, ob Sie bereit sind, sich uns als Interviewpartner zur Verfügung zu stellen. Die Interviews helfen uns dabei, den für nach Abschluss der Pilotphase geplanten Fragebogen an alle für die Beteiligten relevanten Themen anzupassen. Inhalt des Interviews ist die persönliche Einstellung gegenüber dem System, sowie Erfahrungen, Hoffnungen und Befürchtungen, die mit dem Pilotprojekt verbunden sind.

Datenschutz: Um das Interview standardisiert auswerten zu können, werden Tonaufnahmen gemacht. Diese werden im Anschluss transkribiert und danach vollständig gelöscht (voraussichtlich ca. 3 Wochen nach dem Interview). Die Transkripte sind vollkommen anonym. Ihr Name oder andere demographische Daten tauchen an keiner Stelle auf Zugriff auf die Transkripte und die Audiodateien haben ausschließlich die Studienleiterin Viola Koncz, der Doktorand Stefan Schmerbeck und die Betreuerin der Doktorarbeit Dr. Alexandra Zech. Die Daten werden auf Servern des INM gespeichert. Die anonymen Transkripte werden **10 Jahre** lang archiviert und danach vollständig gelöscht. Bei dieser Studie werden die Vorschriften über die ärztliche Schweigepflicht und den Datenschutz eingehalten. Im Falle von Veröffentlichungen der Studienergebnisse bleibt die Vertraulichkeit der persönlichen Daten gewährleistet. Die Speicherung und Auswertung erfolgt ausschließlich für wissenschaftliche Zwecke.

Veröffentlichung: Die Ergebnisse der Fragebogenerhebung, die auf den Interviews aufbaut, werden in wissenschaftlichen Fachzeitschriften, Postern oder Vorträgen z. B. auf Fachkongressen veröffentlicht. Ggf. werden hierbei Zitate aus den Interviews zur Veranschaulichung verwendet. Es werden keine Rückschlüsse zu Ihrer Person möglich sein Eine öffentliche Vorführung des Tonmaterials erfolgt in keinem Fall.

Nutzen/Risiko: Die Teilnahme an dieser Studie ist vollkommen freiwillig. Es wird nicht erhoben oder weitergegeben, welche Personen an dieser Studie teilgenommen haben. Sie werden im Rahmen der Studie keinen Risiken ausgesetzt.

Seite 1 von 2

Abb. 43: Informations- und Einwilligungsschreiben nachher Seite 1

INSTITUT FÜR NOTFALLMEDIZIN UND MEDIZINMANAGEMENT - KLINIKUM DER UNIVERSITÄT MÜNCHEN SEITE 2 VON 2

Einwilligungserklärung:

Ich stimme zu, im Rahmen der Evaluation des Pilotprojektes Telenotarzt Bayern nach Maßgabe des obenstehenden Informationsschreibens am strukturierten Interview teilzunehmen. Auf finanzielle Forderungen verzichte ich.

Diese Einverständniserklärung kann von mir jederzeit schriftlich oder mündlich ohne Angabe von Gründen widerrufen werden, ohne dass mir dadurch ein Nachteil entsteht. Im Falle eines Widerrufs dieser Einwilligung, wird die Audiodatei umgehend unwiderruflich gelöscht. Die Teilnahme an der Studie ist vollkommen freiwillig. Mir entstehen keine Nachteile, wenn ich die Teilnahme ablehne.

____________________ ____________________

Ort, Datum Unterschrift Studienteilnehmer

____________________ ____________________

Ort, Datum Unterschrift Studienleiter

Ansprechpartnerin für Nachfragen:
Viola Koncz| viola.koncz@med.uni-muenchen.de, 089/4400-57101

Abb. 44: Informations- und Einwilligungsschreiben nachher Seite 2

Gesamtfragebögen

Hier sind die Fragebögen angeführt, welche vom INM im Vorfeld der jeweiligen Abfragezeitpunkte den Betriebsräten der Hilfsorganisationen und der Ethikkommission der medizinischen Fakultät der LMU zur Freigabe vorgelegt wurden.

Telenotarzt: Befragung der Beteiligten

INM

Im Rahmen des Pilotprojektes Telenotarzt Bayern ist das Institut für Notfallmedizin und Medizinmanagement (INM) damit beauftragt den Projekterfolg wissenschaftlich zu evaluieren. Neben der Auswertung der Routinedaten sind wir daran interessiert, eine Rückmeldung von den Personen zu erhalten, die mit dem System arbeiten. Wir möchten Sie daher bitten, uns einige Fragen für die Qualitätssicherung zu beantworten. Dabei geht es ausschließlich um Ihre persönliche Einschätzung. Es wird kein Rückschluss auf Ihre Person gezogen. Wenn Sie an dieser Befragung nicht teilnehmen möchten, wird Ihnen daraus kein Nachteil entstehen.
Für Rückfragen können Sie sich jederzeit an Dr. Alexandra Zech vom Institut für Notfallmedizin und Medizinmanagement wenden, die für die Evaluation zuständig ist:
alexandra.zech@med.uni-muenchen.de

Da wir gern alle Projektbeteiligten VOR und NACH der Projektphase befragen möchten, bitten wir Sie zunächst hier Ihren Code einzutragen. Dieser dient dazu, dass wir die Antworten vor der Pilotphase mit denen nach der Pilotphase verknüpfen können. **Es werden keine Rückschlüsse auf Ihre Person gezogen. Sobald die Verknüpfung abgeschlossen ist, werden die Codes gelöscht. Die Daten werden auf Servern des Instituts für Notfallmedizin und Medizinmanagement gespeichert und nur auf Gruppenebene ausgewertet. Zugriff auf die Rohdaten haben ausschließlich Dr. Alexandra Zech als Verantwortliche für die Evaluation, sowie Doktorand Stefan Schmerbeck.**

Tragen Sie deshalb bitte zunächst hier Ihren Code ein:

Ihr Code	
Erste beiden Buchstaben des Vornamens der Mutter	
Geburtsmonat der Mutter als zweistellige Zahl	
Erste beiden Buchstaben des Ortes der eigenen Einschulung	

Ein Beispiel	
Tochter von Luise Huber	LU
Februar	02
München	MÜ

In welcher Funktion sind Sie am Pilotprojekt Telenotarzt beteiligt?
(Mehrfachantworten möglich)

- ❑ Telenotarzt/Telenotärztin
- ❑ Notarzt/Notärztin
- ❑ RettungsassistentIn
- ❑ NotfallsanitäterIn
- ❑ MitarbeiterIn der Integrierten Leitstelle
- ❑ MitarbeiterIn einer beteiligten Notaufnahme
- ❑ anderer, und zwar: ____________________

Wie lange arbeiten Sie schon als ... [Angabe aus vorheriger Frage, separat für jeden Beruf abgefragt]

______________ Jahre

***Für Rettungsdienst:* Wie sind Sie im Rettungsdienst beschäftigt?**

❑ Vollzeit ❑ Teilzeit ❑ geringfügig ❑ ehrenamtlich

Geschlecht ❑ männlich ❑ weiblich ❑ keine Angabe

Ansprechpartnerin für Rückfragen: Dr. Alexandra Zech, INM, Schillerstr. 53, 80336 München
alexandra.zech@med.uni.muenchen.de, 089/4400-57101

Abb. 45: Gesamtfragebogen Vorher-Abfrage Seite 1

Wie alt sind Sie?

❑ bis 20 Jahre ❑ 21-30 Jahre ❑ 31-40 Jahre ❑ 41-50 Jahre

❑ 51-60 Jahre ❑ über 60 Jahre

Haben Sie bereits während der Testphase (Dezember 2017 bis Juli 2018) mit dem Telenotarzt-System gearbeitet?

❑ ja ❑ nein

Wie viele Einsätze mit Telenotarztbeteiligung (keine Probeeinsätze) hatten Sie bisher?

____________ Einsätze

Für RTW-Besatzungen:
Arbeiten Sie hauptsächlich an einer Wache, bei der kein Notartstandort im selben Ort ist (Das betrifft die Wachen Hengersberg, Osterhofen, Stallwang und Regen, sowie die Stellplätze Bodenmais, Geiselhöring und Sankt Englmar)?

❑ ja ❑ nein

Für RTW-Besatzungen:
Wurden Sie bereits in der Nutzung des Telenotarzt-Systems geschult?

❑ ja ❑ nein

Einschätzung des Telenotarzt-Systems allgemein

Finanzielle/strukturelle Aspekte

Einschätzung der eigenen Fertigkeiten

Patientenversorgung

Interprofessionelle Zusammenarbeit

Arbeitszufriedenheit
Diese Einteilung war ursprünglich gedacht und Fragen entsprechend markiert (siehe Fragenbogen Änderung). Dies wurde jedoch als nicht sinnvoll erachtet.

Wie sehr stimmen Sie folgenden Aussagen zu?

Für Telenotarzt, NA & RTW (ZGI01)

		stimme gar nicht zu	stimme nicht zu	stimme eher nicht zu	stimme eher zu	stimme zu	stimme voll zu
SQ003	Für den Telenotarzt ist es ein Vorteil, dass er einen Einsatz aus der Distanz betrachten kann.						
SQ001	Die Zeit zwischen dem Eintreffen des Rettungswagens am Einsatzort bis zum Eintreffen in der Klinik wird durch den Telenotarzt verkürzt werden.						

Ansprechpartnerin für Rückfragen: Dr. Alexandra Zech, INM, Schillerstr. 53, 80336 München
alexandra.zech@med.uni.muenchen.de, 089/4400-57101

Abb. 46: Gesamtfragebogen Vorher-Abfrage Seite 2

SQ002	Für eine Einsatzkraft vor Ort ist es leichter die richtigen Entscheidungen zu treffen als für den Telenotarzt.						
SQ004	Das Telenotarzt-System wird dazu führen, dass Notärzte weniger Einsätze haben.						
SQ005	Der Telenotarzt kann den Notarzt vor Ort in bestimmten Fällen ersetzen.						
SQ006	Die präklinische Versorgung wird sich positiv für den Patienten verändern, da ärztliche Maßnahmen schneller delegiert werden können.						
SQ007	Die Versorgung der Patienten wird sich mit Telenotarzt mehr an den Leitlinien orientieren.						
SQ008	Der Telenotarzt wird Probleme haben sich ausreichend schnell ins Einsatzgeschehen zu integrieren.						
SQ009	Ich vertraue der Technik und der Funktionalität vollumfänglich.						
ZGI02	→ Falls „stimme eher nicht zu" oder niedriger angekreuzt wurde: „Welche Probleme befürchten Sie?"						
SQ010	Das Telenotarztprojekt wird dazu führen, dass sich die Transportziele verändern.*						

*Wenn bei dieser Frage „Stimme eher zu" oder höher angekreuzt wurde: ZGI03
Was denken Sie, wird im Telenotarztprojekt verstärkt angefahren (Mehrfachantworten möglich)

□ Kliniken höherer Versorgungsstufen □ Kliniken niedrigerer Versorgungsstufen □ niedergelassene Ärzte (oder KVB Bereitschaft) □ Patient zu Hause belassen

Für Notärzte UND RTW (ZGI'01)

		stimme gar nicht zu	stimme nicht zu	stimme eher nicht zu	stimme eher zu	stimme zu	stimme voll zu
SQ016	Die Zusammenarbeit mit dem Telenotarzt wird unabhängig von der Person des Telenotarztes immer gleich gut funktionieren.						
SQ001	Wenn ich im Einsatz unsicher bin, benutze ich Hilfsmittel (z.B. Handyapps, Giftnotruf etc.)						
SQ002	Ich werde mich von der Kamera im RTW überwacht fühlen.						
SQ003	Der Telenotarzt wird mir bei der Entscheidungsfindung im Einsatz helfen.						
SQ004	Der Telenotarzt wird mich bei meiner Arbeit entlasten.						
SQ015	Ich kann mit der Technik, die ich für einen Telenotarzt-Einsatz brauche, gut umgehen.						
ZGII02	→ Falls „stimme eher nicht zu" oder niedriger angekreuzt wurde: „Nennen Sie bitte die wichtigsten Probleme."						

Ansprechpartnerin für Rückfragen: Dr. Alexandra Zech, INM, Schillerstr. 53, 80336 München
alexandra.zech@med.uni.muenchen.de, 089/4400-57101

Abb. 47: Gesamtfragebogen Vorher-Abfrage Seite 3

SQ006	Die Arbeit mit dem Telenotarzt-System wird meinen Dokumentationsaufwand erhöhen.						
SQ005	Die Arbeit mit dem Telenotarzt-System wird Die Qualität meiner Dokumentation erhöhen.						
SQ007	Die Kommunikation mit dem Telenotarzt wird so viel Aufmerksamkeit fordern, dass die Versorgung des Patienten schlechter wird.						
SQ008	Ich kann Verantwortung an den Telenotarzt abgeben.						
SQ009	Das Telenotarzt-System ist eine unnötige Verkomplizierung bisheriger Abläufe.						
SQ010	Der neue Arbeitsablauf/Prozess wird mich belasten.						
SQ011	Der Telenotarzt wird meine Arbeit erleichtern.						
SQ012	Die Zusammenarbeit mit dem Telenotarzt erwarte ich als kollegial.						
SQ013	Die Zusammenarbeit mit dem Telenotarzt erwarte ich als angenehm.						
SQ014	Die Zusammenarbeit mit dem Telenotarzt erwarte ich als zielführend.						

NUR Notärzte (ZG03)

		stimme gar nicht zu	stimme nicht zu	stimme eher nicht zu	stimme eher zu	stimme zu	stimme voll zu
SQ001	Ich werde die Unterstützung des Telenotarztes nutzen, um meine Diagnose abzusichern.						
SQ002	Ich befürchte, dass durch den Telenotarzt ärztliche Entscheidungen kontrolliert werden können.						
SQ003	Ich werde auf die Transportbegleitung durch den Telenotarzt verstärkt zurückgreifen, um schnell wieder für einen anderen Einsatz bereit zu sein.						
SQ004	Der Telenotarzt wird mich in meiner ärztlichen Behandlungsfreiheit einschränken.						

NUR RTW (ZG04)

		stimme gar nicht zu	stimme nicht zu	stimme eher nicht zu	stimme eher zu	stimme zu	stimme voll zu
SQ001	Ich kann im Rettungsdienst mein erlerntes Wissen vollumfänglich einbringen.						
SQ002	Das Telenotarzt-System wird es mir ermöglichen, mich medizinisch weiterzuentwickeln						
SQ003	Ich trage gerne Verantwortung für den Patienten.						
SQ004	Die rechtliche Absicherung von Maßnahmen, die durch den Telenotarzt delegiert werden, wird mich						

Ansprechpartnerin für Rückfragen: Dr. Alexandra Zech, INM, Schillerstr. 53, 80336 München
alexandra.zech@med.uni.muenchen.de, 089/4400-57101

Abb. 48: Gesamtfragebogen Vorher-Abfrage Seite 4

	entlasten.						

Für Telenotärzte (ZG05)

		stimme gar nicht zu	stimme nicht zu	stimme eher nicht zu	stimme eher zu	stimme zu	stimme voll zu
SQ001	Es macht für mich keinen Unterschied in der Diagnosefindung ob ich vor Ort bin oder am Telenotarzt-Arbeitsplatz.						
SQ002	Die Qualität der Zusammenarbeit mit dem Rettungsdienstpersonal (RTW) wird personenabhängig sein.						
SQ003	Die Qualität der Zusammenarbeit mit dem Notarzt vor Ort wird personenabhängig sein.						
SQ004	Ich fühle mich in der Lage, die Disponenten in der Leitstelle zu unterstützen.						
SQ005	Ich kann auch mehr als 2 Einsätze parallel in ausreichender Qualität abarbeiten.						
SQ006	Ich kann mit der Technik am Telenotarzt-Arbeitsplatz gut umgehen.						
ZG05I	→ Falls „stimme eher nicht zu" oder niedriger angekreuzt wurde: „Nennen Sie bitte die wichtigsten Probleme."						

Für Leitstellen (ZG06)

		stimme gar nicht zu	stimme nicht zu	stimme eher nicht zu	stimme eher zu	stimme zu	stimme voll zu
SQ001	Das Telenotarzt-System wird dazu führen, dass Notärzte weniger Einsätze haben.						
SQ002	Die Zeit zwischen dem Eintreffen des Rettungsdienstes am Einsatzort bis zum Eintreffen in der Klinik wird durch den Telenotarzt verkürzt werden.						
SQ003	Ich denke, dass der Telenotarzt den Notarzt vor Ort in bestimmten Fällen ersetzen kann.						
SQ004	Der Telenotarzt kann mich in meiner Arbeit unterstützen.						
SQ005	Der Telenotarzt erhöht das Arbeitsaufkommen in der Leitstelle.						
SQ006	Das Telenotarzt-System ist eine unnötige Verkomplizierung bisheriger Abläufe.						

Für Notaufnahmen (ZG07)

		stimme gar nicht zu	stimme nicht zu	stimme eher nicht zu	stimme eher zu	stimme zu	stimme voll zu

Ansprechpartnerin für Rückfragen: Dr. Alexandra Zech, INM, Schillerstr. 53, 80336 München
alexandra.zech@med.uni-muenchen.de, 089/4400-57101

Abb. 49: Gesamtfragebogen Vorher-Abfrage Seite 5

SQ001	Ich werde eine Übergabe durch den Telenotarzt genauso behandeln wie eine Übergabe von einem Notarzt.						
SQ002	Bei einer Übergabe durch den Telenotarzt werde ich die Besatzung des Rettungswagens stärker miteinbeziehen als bei einer Übergabe durch einen Notarzt.						
SQ003	Bei einem Telenotarzt-Einsatz wird im Vergleich zu einem Einsatz NUR MIT RETTUNGSWAGEN eine bessere Übergabe erfolgen.						
SQ004	Bei einem Telenotarzt-Einsatz wird im Vergleich zu einem Einsatz MIT ANWESENDEM NOTARZT eine bessere Übergabe erfolgen.						
SQ005	Eine Übergabe mit anwesendem Notarzt ist mir lieber als eine Übergabe durch den Telenotarzt.						

Für alle (All01)

		stimme gar nicht zu	stimme nicht zu	stimme eher nicht zu	stimme eher zu	stimme zu	stimme voll zu
SQ001	Die Einführung eines Telenotarzt-Systems im Rettungsdienst halte ich für sinnvoll.						
SQ003	Das Telenotarzt-System wird langfristig Kosten des Rettungsdienstes senken.						
SQ004	Es ist angemessen, Geld in ein Telenotarzt-System zu investieren.						
SQ005	Das Telenotarzt-System wird die Qualität der Patientenversorgung erhöhen.						
SQ006	Das Telenotarzt-System wird die Patientensicherheit erhöhen.						
SQ007	Ich fühle mich ausreichend über den Umgang mit dem Telenotarzt-System informiert.						
SQ008	Ich bin neuen Technologien gegenüber aufgeschlossen.						

Für RTW, NA und TNA (MAZ01 und MAZ03)

Bitte beantworten Sie zum Abschluss noch den Fragebogen zur subjektiven Zufriedenheit und Belastung von Arbeit und Beruf nach Weyer, Hodapp & Neuhäuser

Welche dieser Aussagen treffen auf Sie und Ihre Tätigkeit im Rettungsdienstbereich Straubing zu?
Bei Telenotarzt → ‚Bitte beantworten Sie die folgenden Fragen aus Telenotarzt-Perspektive'

	Stimmt	Stimmt nicht

Ansprechpartnerin für Rückfragen: Dr. Alexandra Zech, INM, Schillerstr. 53, 80336 München
alexandra.zech@med.uni.muenchen.de, 089/4400-57101

Abb. 50: Gesamtfragebogen Vorher-Abfrage Seite 6

SQ001	Ich habe einen wirklich interessanten Beruf.		
SQ002	Nach getaner Arbeit habe ich doch öfter das Gefühl, wirklich etwas geleistet zu haben.		
SQ003	Ich glaube, ich habe mehr Spaß am Beruf als andere Leute.		
SQ004	Ich glaube, dass ich mit meiner Arbeit zufriedener bin als andere.		
SQ005	Wenn ich könnte, würde ich gerne den Beruf wechseln.		
SQ007	Meistens gehe ich gerne zur Arbeit.		
SQ008	Das tägliche Betriebseinerlei geht mir oft auf die Nerven.		
SQ009	Mit meiner derzeitiger Arbeit bin ich ganz zufrieden		
SQ010	Ich langweile mich oft bei der Arbeit.		
SQ001	Abends nach der Arbeit bin ich erschöpft.		
SQ002	Bei meiner Arbeit tauchen häufig Probleme auf, die sehr schwer zu überwinden sind.		
SQ003	Manchmal denke ich, dass ich mir mit meiner Arbeit zu viel zumute.		
SQ004	Ich habe manchmal das Gefühl, dass ich mit meiner Arbeit einfach nicht mehr fertig werde.		
SQ005	Bei meiner Arbeit fühle ich mich einem ständigen Druck ausgesetzt.		
SQ006	Ich fühle mich oft etwas abgehetzt bei der Arbeit.		
SQ007	Man wird vom Berufsleben doch ziemlich mitgenommen.		
SQ008	Bei der Arbeit bin ich meist sehr angespannt.		
SQ009	Ich arbeite unter starkem Zeitdruck.		
SQ010	Manchmal fühle ich mich den Anforderungen, die die Arbeit an mich stellt, nicht gewachsen.		
SQ011	Ich bräuchte mehr Verschnaufpausen bei der Arbeit.		

Fragebogen aus:

Ansprechpartnerin für Rückfragen: Dr. Alexandra Zech, INM, Schillerstr. 53, 80336 München
alexandra.zech@med.uni.muenchen.de, 089/4400-57101

Abb. 51: Gesamtfragebogen Vorher-Abfrage Seite 7

Weyer, G., Hodapp, V., & Neuhäuser, S. (2014). Subjektive Zufriedenheit und Belastung von Arbeit und Beruf. Zusammenstellung sozialwissenschaftlicher Items und Skalen.

Ansprechpartnerin für Rückfragen: Dr. Alexandra Zech, INM, Schillerstr. 53, 80336 München
alexandra.zech@med.uni.muenchen.de, 089/4400-57101

Abb. 52: Gesamtfragebogen Vorher-Abfrage Seite 8

Telenotarzt: Befragung der Beteiligten

INM

Im Rahmen des Pilotprojektes Telenotarzt Bayern ist das Institut für Notfallmedizin und Medizinmanagement (INM) damit beauftragt den Projekterfolg wissenschaftlich zu evaluieren. Neben der Auswertung der Routinedaten sind wir daran interessiert, eine Rückmeldung von den Personen zu erhalten, die mit dem System arbeiten. Wir möchten Sie daher bitten, uns einige Fragen für die Qualitätssicherung zu beantworten. Dabei geht es ausschließlich um Ihre persönliche Einschätzung. Es wird kein Rückschluss auf Ihre Person gezogen. Wenn Sie an dieser Befragung nicht teilnehmen möchten wird Ihnen daraus kein Nachteil entstehen.
Für Rückfragen können Sie sich jederzeit an Viola Koncz vom Institut für Notfallmedizin und Medizinmanagement wenden, die für die Evaluation zuständig ist: telenotarzt@med.uni-muenchen.de

Da wir gern alle Projektbeteiligten VOR und NACH der Projektphase befragen möchten, bitten wir Sie zunächst hier Ihren Code einzutragen. Dieser dient dazu, dass wir die Antworten vor der Pilotphase mit denen nach der Pilotphase verknüpfen können. **Es werden keine Rückschlüsse auf Ihre Person gezogen. Sobald die Verknüpfung abgeschlossen ist, werden die Codes gelöscht. Die Daten werden auf Servern des Instituts für Notfallmedizin und Medizinmanagement gespeichert und nur auf Gruppenebene ausgewertet. Zugriff auf die Rohdaten haben ausschließlich Viola Koncz als Verantwortliche für die Evaluation, sowie Doktorand Stefan Schmerbeck.**

Tragen Sie deshalb bitte zunächst hier Ihren Code ein:

Ihr Code	
Erste zwei Buchstaben des Vornamens DER MUTTER	
Erste zwei Ziffern des Geburtstags DER MUTTER	
Anzahl der Buchstaben im EIGENEN Vornamen	
EIGENE Augenfarbe	

Ein Beispiel	
Tochter von Luise Huber	LU
02.10.	02
Anna	4
blau	blau

In welcher Funktion sind Sie am Pilotprojekt Telenotarzt beteiligt?
(Mehrfachantworten möglich)

- ❑ Telenotarzt/Telenotärztin
- ❑ Notarzt/Notärztin
- ❑ RettungsassistentIn
- ❑ NotfallsanitäterIn
- ❑ MitarbeiterIn der Integrierten Leitstelle
- ❑ MitarbeiterIn einer beteiligten Notaufnahme
- ❑ anderer, und zwar: ____________________

Wie lange arbeiten Sie schon als ... [Angabe aus vorheriger Frage, separat für jeden Beruf abgefragt]

______________ Jahre

Für Rettungsdienst: **Wie sind Sie im Rettungsdienst beschäftigt?**

❑ Vollzeit ❑ Teilzeit ❑ geringfügig ❑ ehrenamtlich

Ansprechpartnerin für Rückfragen: Viola Koncz INM, Schillerstr. 53, 80336 München
viola.koncz@med.uni-muenchen.de, 089/4400-57101

Abb. 53: Gesamtfragebogen Nachher-Abfrage Seite 1

Geschlecht ❑ männlich ❑ weiblich ❑ keine Angabe

Wie alt sind Sie? _____________ Jahre

Für TNA:
Haben Sie bereits während der Pilotphase I (1. Juli bis 31. Dezember 2018) mit dem Telenotarzt-System gearbeitet?

❑ ja ❑ nein

Haben Sie bereits in der gleichen Funktion an der ersten Befragung (August 2018) teilgenommen?

❑ ja ❑ nein

Wenn nein:
❑ vorher in anderer Funktion im Rettungsdienstbereich Straubing tätig gewesen
❑ neu im Rettungsdienstbereich Straubing
❑ neu im Beruf
❑ Teilnahme vergessen
❑ nicht informiert worden
❑ sonstiges

Wie viele Einsätze mit Telenotarztbeteiligung (keine Probeeinsätze) hatten Sie bisher?

❑ Ca. _____________ Einsätze/ Monat
❑ weniger als 1 Einsatz/ Monat
❑ Telenotarzt gar nicht genutzt

Für RTW-Besatzungen:
Arbeiten Sie hauptsächlich an einer Wache, bei der kein Notartstandort im selben Ort ist (Das betrifft die Wachen Hengersberg, Osterhofen, Stallwang und Regen, sowie die Stellplätze Bodenmais, Geiselhöring und Sankt Englmar)?

❑ ja ❑ nein

Einschätzung des Telenotarzt-Systems allgemein

Finanzielle/strukturelle Aspekte

Einschätzung der eigenen Fertigkeiten

Patientenversorgung

Interprofessionelle Zusammenarbeit

Arbeitszufriedenheit

Ansprechpartnerin für Rückfragen: Viola Koncz INM, Schillerstr. 53, 80336 München
viola.koncz@med.uni.muenchen.de, 089/4400-57101

Abb. 54: Gesamtfragebogen Nachher-Abfrage Seite 2

Wie sehr stimmen Sie folgenden Aussagen zu?

Für Telenotarzt, NA & RTW

	stimme gar nicht zu	stimme nicht zu	stimme eher nicht zu	stimme eher zu	stimme zu	stimme voll zu
Für den Telenotarzt ist es ein Vorteil, dass er einen Einsatz aus der Distanz betrachten kann.						
Die Zeit zwischen dem Eintreffen des Rettungswagens am Einsatzort bis zum Eintreffen in der Klinik wird durch den Telenotarzt verkürzt.						
Für eine Einsatzkraft vor Ort ist es leichter die richtigen Entscheidungen zu treffen als für den Telenotarzt.						
Das Telenotarzt-System hat dazu geführt, dass Notärzte weniger Einsätze hatten.						
Der Telenotarzt kann den Notarzt vor Ort in bestimmten Fällen ersetzen.						
Die präklinische Versorgung hat sich positiv für den Patienten verändert, da ärztliche Maßnahmen schneller delegiert werden können.						
Die Versorgung der Patienten hat sich mit Telenotarzt mehr an den Leitlinien orientiert.						
Der Telenotarzt hatte Probleme haben sich ausreichend schnell ins Einsatzgeschehen zu integrieren.						
Ich vertraue der Technik und der Funktionalität vollumfänglich.						
→ Falls „stimme eher nicht zu“ oder niedriger angekreuzt wurde: „Welche Probleme sind bei Ihnen aufgetreten?“						
Das Telenotarztprojekt hat dazu geführt, dass sich die Transportziele verändert haben.*						

*Wenn bei dieser Frage „Stimme eher zu“ oder höher angekreuzt wurde:
Was denken Sie, wird im Telenotarztprojekt verstärkt angefahren (Mehrfachantworten möglich)

□ Kliniken höherer Versorgungsstufen □ Kliniken niedrigerer Versorgungsstufen □ niedergelassene Ärzte (oder KVB Bereitschaft) □ Patient zu Hause belassen

Für Notärzte UND RTW

	stimme gar nicht zu	stimme nicht zu	stimme eher nicht zu	stimme eher zu	stimme zu	stimme voll zu
Die Zusammenarbeit mit dem Telenotarzt hat unabhängig von der Person des Telenotarztes immer gleich gut funktioniert.						
Wenn ich im Einsatz unsicher bin, benutze ich Hilfsmittel (z.B. Handyapps, Giftnotruf etc.)						
Ich habe mich von der Kamera im RTW überwacht gefühlt.						

Ansprechpartnerin für Rückfragen: Viola Koncz INM, Schillerstr. 53, 80336 München
viola.koncz@med.uni-muenchen.de, 089/4400-57101

Abb. 55: Gesamtfragebogen Nachher-Abfrage Seite 3

Der Telenotarzt hat mir bei der Entscheidungsfindung im Einsatz geholfen.						
Der Telenotarzt hat mich bei meiner Arbeit entlastet.						
Ich kann mit der Technik, die ich für einen Telenotarzt-Einsatz brauche, gut umgehen.						
→ Falls „stimme eher nicht zu“ oder niedriger angekreuzt wurde: „Nennen Sie bitte die wichtigsten Probleme“						
Wenn die Technik zuverlässiger gewesen wäre, hätte ich den Telenotarzt häufiger kontaktiert.						
Die Arbeit mit dem Telenotarzt-System hat meinen Dokumentationsaufwand erhöht.						
Die Arbeit mit dem Telenotarzt-System hat die Qualität meiner Dokumentation erhöht.						
Die Kommunikation mit Telenotarzt hat so viel Aufmerksamkeit gefordert, dass die Versorgung des Patienten schlechter geworden ist.						
Das Telenotarzt System ist eine unnötige Verkomplizierung bisheriger Abläufe.						
Der neue Arbeitsablauf/Prozess hat mich belastet.						
Der Telenotarzt hat meine Arbeit erleichtert.						
Die Zusammenarbeit mit dem Telenotarzt war kollegial.						
Die Zusammenarbeit mit dem Telenotarzt war angenehm.						
Die Zusammenarbeit mit dem Telenotarzt war zielführend.						

NUR Notärzte

	stimme gar nicht zu	stimme nicht zu	stimme eher nicht zu	stimme eher zu	stimme zu	stimme voll zu
Ich habe auf die Transportbegleitung durch den Telenotarzt verstärkt zurückgriffen, um schnell wieder für einen anderen Einsatz bereit zu sein.						
Ich habe die Unterstützung des Telenotarztes genutzt, um meine Diagnose abzusichern.						
Ich befürchte, dass durch den Telenotarzt ärztliche Entscheidungen kontrolliert werden können.						
Der Telenotarzt hat mich in meiner ärztlichen Behandlungsfreiheit eingeschränkt.						
Durch die Einführung des Telenotarztes habe ich spürbare finanzielle Einbußen erlitten.						

Ansprechpartnerin für Rückfragen: Viola Koncz INM, Schillerstr. 53, 80336 München
viola.koncz@med.uni.muenchen.de, 089/4400-57101

Abb. 56: Gesamtfragebogen Nachher-Abfrage Seite 4

Durch das Telenotarzt-System konnte ich mich wieder mehr um die dringenden Notfälle kümmern.						

NUR RTW

	stimme gar nicht zu	stimme nicht zu	stimme eher nicht zu	stimme eher zu	stimme zu	stimme voll zu
Ich kann im Rettungsdienst mein erlerntes Wissen vollumfänglich einbringen.						
Das Telenotarzt-System hat es mir ermöglicht, mich medizinisch weiterzuentwickeln.						
Ich trage gerne Verantwortung für den Patienten.						
Die rechtliche Absicherung von Maßnahmen, die durch den Telenotarzt delegiert werden, hat mich entlastet.						
Es gab Situationen, in denen ich bei einer Notarzt-Nachforderung den gleichzeitig alarmierten Telenotarzt nicht kontaktiert habe.						
Falls „stimme eher zu" oder höher angekreuzt wurde: „Nennen Sie bitte die wichtigsten Gründe." ❑ medizinische Situation erforderte die (körperliche) Anwesenheit eines Arztes (z.B. Polytrauma, Reanimation, schlechte Venenverhältnisse) ❑ voraussichtliche Eintreffzeit des Notarztes erschien ausreichend kurz ❑ persönliche Gründe (z.B. fehlende Sympathie) ❑ fachliche Gründe (z.B. mangelnde Kompetenz des TNA) ❑ organisatorische Gründe (z.B. zu zeitaufwändig/komplizierter Ablauf) ❑ technische Gründe (z.B. schlechte Netzabdeckung am Einsatzort, Angst vor Verbindungsabbrüchen) ❑ Vermeidung von Konflikten mit konventionellem Notarzt ❑ sonstiges: ______________						
Ich fühle mich ausreichend qualifiziert für die Zusammenarbeit mit dem TNA.						
Falls „stimme eher nicht zu" oder niedriger angekreuzt wurde: „Nennen Sie bitte die wichtigsten Faktoren." ❑ fachliche Kenntnisse nicht ausreichend ❑ zu hohe Verantwortung für den Patienten ❑ Schwierigkeiten mit der verwendeten Technik ❑ Sonstiges: ______________						

Ansprechpartnerin für Rückfragen: Viola Koncz INM, Schillerstr. 53, 80336 München
viola.koncz@med.uni.muenchen.de, 089/4400-57101

Abb. 57: Gesamtfragebogen Nachher-Abfrage Seite 5

Für Telenotärzte

	stimme gar nicht zu	stimme nicht zu	stimme eher nicht zu	stimme eher zu	stimme zu	stimme voll zu
Es macht für mich keinen Unterschied in der Diagnosefindung, ob ich vor Ort bin oder am Telenotarztarbeitsplatz.						
Die Qualität der Zusammenarbeit mit dem Rettungsdienstpersonal (RTW) war personenabhängig.						
Die Qualität der Zusammenarbeit mit dem Notarzt vor Ort war personenabhängig.						
Ich fühle mich in der Lage, die Disponenten in der Leitstelle zu unterstützen.						
Ich kann auch mehr als 2 Einsätze parallel in ausreichender Qualität abarbeiten.						
Ich kann mit der Technik am Telenotarzt-Arbeitsplatz gut umgehen.						
→ Falls „stimme eher nicht zu" oder niedriger angekreuzt wurde: „Nennen Sie bitte die wichtigsten Probleme."						
Ich bin mir sicher, dass meine Arbeit als Telenotarzt wertgeschätzt wird.						

Für Leitstellen

	stimme gar nicht zu	stimme nicht zu	stimme eher nicht zu	stimme eher zu	stimme zu	stimme voll zu
Das Telenotarzt-System hat dazu geführt, dass Notärzte weniger Einsätze hatten.						
Aufgrund der TNA Verfügbarkeit hat sich mein Dispositionsverhalten hin zu weniger primären Notarzt-Einsätzen verändert.						
Die Zeit zwischen dem Eintreffen des Rettungsdienstes am Einsatzort bis zum Eintreffen in der Klinik wurde durch den Telenotarzt verkürzt.						
Ich denke, dass der Telenotarzt den Notarzt vor Ort in bestimmten Fällen ersetzen kann.						
Der Telenotarzt kann mich in meiner Arbeit unterstützen.						
Der Telenotarzt erhöht das Arbeitsaufkommen in der Leitstelle.						
Das Telenotarzt-System ist eine unnötige Verkomplizierung bisheriger Abläufe.						

Ansprechpartnerin für Rückfragen: Viola Koncz INM, Schillerstr. 53, 80336 München
viola.koncz@med.uni.muenchen.de, 089/4400-57101

Abb. 58: Gesamtfragebogen Nachher-Abfrage Seite 6

Für Notaufnahmen

	stimme gar nicht zu	stimme nicht zu	stimme eher nicht zu	stimme eher zu	stimme zu	stimme voll zu
Ich habe eine Übergabe durch den Telenotarzt genauso behandelt wie eine Übergabe von einem Notarzt.						
Bei einer Übergabe durch den Telenotarzt habe ich die Besatzung des Rettungswagens stärker mit einbezogen als bei einer Übergabe durch einen Notarzt.						
Bei einem Telenotarzt-Einsatz ist im Vergleich zu einem Einsatz nur mit **Rettungswagen** eine bessere Übergabe erfolgt.						
Bei einem Telenotarzt-Einsatz ist im Vergleich zu einem Einsatz mit **Notarzt** eine bessere Übergabe erfolgt.						
Eine Übergabe mit anwesendem Notarzt war mir lieber als eine Übergabe durch den Telenotarzt.						

Für alle

	stimme gar nicht zu	stimme nicht zu	stimme eher nicht zu	stimme eher zu	stimme zu	stimme voll zu
Die Einführung eines Telenotarzt-Systems im Rettungsdienst halte ich für sinnvoll						
Das Telenotarzt-System wird langfristig Kosten des Rettungsdienstes senken.						
Es ist angemessen, Geld in ein Telenotarzt-System zu investieren.						
Das Telenotarzt-System hat die Qualität der Patientenversorgung insgesamt erhöht.						
Das Telenotarzt-System hat die Patientensicherheit erhöht.						
Die Ausweitung der TNA-Verfügbarkeit auf die Nachtstunden halte ich für sinnvoll.						
Ich fühlte mich ausreichend über den Umgang mit dem Telenotarzt-System informiert.						
Ich bin neuen Technologien gegenüber aufgeschlossen.						

Ansprechpartnerin für Rückfragen: Viola Koncz INM, Schillerstr. 53, 80336 München
viola.koncz@med.uni.muenchen.de, 089/4400-57101

Abb. 59: Gesamtfragebogen Nachher-Abfrage Seite 7

Für RTW, NA und TNA

Bitte beantworten Sie zum Abschluss noch den Fragebogen zur subjektiven Zufriedenheit und Belastung von Arbeit und Beruf nach Weyer, Hodapp & Neuhäuser

Welche dieser Aussagen treffen auf Sie und Ihre Tätigkeit im Rettungsdienstbereich Straubing zu?
Bei Telenotarzt → ‚Bitte beantworten Sie die folgenden Fragen aus Telenotarzt-Perspektive'

	Stimmt	Stimmt nicht
Ich habe einen wirklich interessanten Beruf.		
Nach getaner Arbeit habe ich doch öfter das Gefühl, wirklich etwas geleistet zu haben		
Ich glaube, ich habe mehr Spaß am Beruf als andere Leute.		
Ich glaube, dass ich mit meiner Arbeit zufriedener bin als andere.		
Wenn ich könnte, würde ich gerne den Beruf wechseln.		
Meistens gehe ich gerne zur Arbeit.		
Das tägliche Betriebseinerlei geht mir oft auf die Nerven		
Mit meiner derzeitigen Arbeit bin ich ganz zufrieden		
Ich habe oft eine Abneigung gegen meine Arbeit.		
Ich langweile mich oft bei der Arbeit.		
Abends nach der Arbeit bin ich erschöpft.		
Bei meiner Arbeit tauchen häufig Probleme auf, die sehr schwer zu überwinden sind.		
Manchmal denke ich, dass ich mir mit meiner Arbeit zu viel zumute.		
Ich habe manchmal das Gefühl, dass ich mit meiner Arbeit einfach nicht mehr fertig werde.		
Bei meiner Arbeit fühle ich mich einem ständigen Druck ausgesetzt.		
Ich fühle mich oft etwas abgehetzt bei der Arbeit.		

Ansprechpartnerin für Rückfragen: Viola Koncz INM, Schillerstr. 53, 80336 München
viola.koncz@med.uni.muenchen.de, 089/4400-57101

Abb. 60: Gesamtfragebogen Nachher-Abfrage Seite 8

	Man wird vom Berufsleben doch ziemlich mitgenommen.		
	Bei der Arbeit bin ich meist sehr angespannt.		
	Ich arbeite unter starkem Zeitdruck.		
	Manchmal fühle ich mich den Anforderungen, die die Arbeit an mich stellt nicht gewachsen.		
	Ich bräuchte mehr Verschnaufpausen bei der Arbeit.		

Fragebogen aus:
Weyer, G., Hodapp, V., & Neuhäuser, S. (2014). Subjektive Zufriedenheit und Belastung von Arbeit und Beruf. Zusammenstellung sozialwissenschaftlicher Items und Skalen.

Ansprechpartnerin für Rückfragen: Viola Koncz INM, Schillerstr. 53, 80336 München
viola.koncz@med.uni.muenchen.de, 089/4400-57101

Abb. 61: Gesamtfragebogen Nachher-Abfrage Seite 9